Los secretos del

YOGA

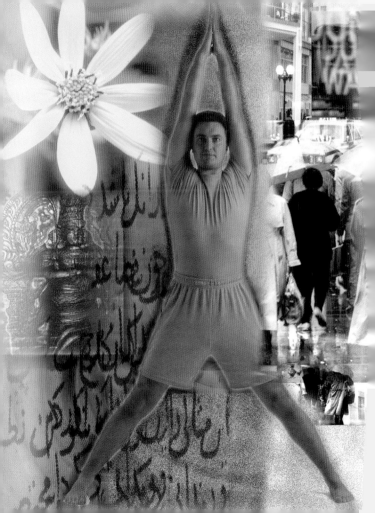

Los secretos del
YOGA

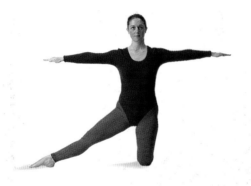

A S E S O R A
JENNIE BITTLESTON

EVERGREEN

EVERGREEN is an imprint of TASCHEN GmbH

Copyright © de esta edición:
2003 TASCHEN GmbH
Hohenzollernring 53, D-50672 Köln
www.taschen.com

Este libro ha sido concebido, diseñado y producido por
THE IVY PRESS LIMITED,
The Old Candlemakers, Lewes, East Sussex BN7 2NZ
Director artístico *Peter Bridgewater*
Directora editorial *Sophie Collins*
Diseñadores *Kevin Knight, Jane Lanaway*
Editor del proyecto *Caroline Earle*
Investigadora de imágenes *Liz Eddison*
Fotografía *Guy Ryecart*
Ilustraciones *Coral Mula, Michael Courtney, Andrew Milne*
Modelos tridimensionales *Mark Jamieson*
Copyright © 2001 The Ivy Press Limited

Producción completa de la edición española:
akapit Verlagsservice Berlin – Saarbrücken (www.akapit.de)
Traducción del inglés: *Elena Rubio Serrano (akapit Verlagsservice)*
Correctores: *Jorge Vitón Tamayo & Karin Porstmann (akapit Verlagsservice)*

Printed in China

ISBN 3-8228-2506-9

CONTENIDO

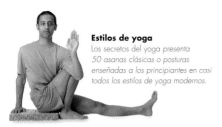

Estilos de yoga

Los secretos del yoga presenta 50 asanas clásicas o posturas enseñadas a los principiantes en casi todos los estilos de yoga modernos.

CÓMO USAR ESTA GUÍA *Los secretos del yoga es una guía introductoria para principiantes de yoga y un manual útil para profesores y alumnos avanzados. El capítulo 1 traza la evolución del yoga, el capítulo 2 se centra en las bases y el capítulo 3 le conduce a través de los primeros ejercicios. El capítulo 4 expone 40 posturas clásicas en el orden aprox. en que se suelen aprender y, el capítulo 5 completa la introducción al yoga explicando cómo crear un programa para practicar en casa.*

Nivel de dificultad

Cada grupo de posturas aparece por orden de menor a mayor complejidad e identificado con un icono

 INICIAL para principiantes del todo

 INTERMEDIO ya ha llevado a cabo el capítulo 3 al menos una vez

 AVANZADO posturas que se deben realizar cuando el cuerpo ha adquirido cierta flexibilidad

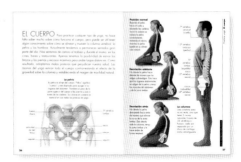

Información básica

La primera parte se centra en lo esencial para empezar, el cuerpo, la respiración y cómo adoptar las posturas.

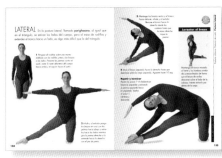

LATERAL Es la postura lateral, llamada *parighasana*, al igual que en el triángulo, se estiran los lados del cuerpo, pero a nivel de caderas y extender el tronco hacia un lado, es algo más difícil que la del triángulo.

1 Póngase de rodillas sobre una manta doblada con las rodillas juntas y las tobillos. Mueva la pierna derecha un poco hacia un lado. Flexione los pierna contra el suelo y coloque la planta del pie contra el suelo.

2 Inhale y el estirador ponga los brazos en cruz con los palmas hacia abajo y estire los tres a las brazos mientras gira la parte superior de los pie derecho hacia la derecha y extienda hacia la derecha el pie de ese puente.

3 Mantenga los brazos rectos y el torso hacia delante, inhale y al exhalar flexione el torso hacia la cadera hacia ese lado derecho bajando toque la parte.

Levantar el brazo

4 Gire el brazo izquierdo hacia la derecha hasta que descanse sobre la oreja izquierda. Apunte hacia 10 seg.

Repetir y terminar
Repita los pasos 1-4 elaborando hacia la izquierda y extienda la postura apoyando hacia la izquierda. Vuelva al pasos 1 y continúe y descanse.

Mantenga el tronco mirando hacia delante todas las contracciones de tronco que el brazo de arriba descanse sobre el lado de la cabeza. Intente estirar que desde la la cargo.

134 **135**

Análisis
Las páginas en blanco y negro analizan las posturas. El texto principal examina la postura, las anotaciones indican la posición correcta de cada parte del cuerpo y las flechas la dirección del estiramiento.

Extensión lateral

La postura lateral es un estiramiento lateral que doble y extiende las caderas y el abdomen en un movimiento, por lo que es un excelente ejercicio para mantener el estómago y la cintura esbeltos. Aunque es una postura de rodillas, estíra no hacia arriba al principio es la clave de la extensión lateral: así que para acostado está de rodillas, procura firmemente contra el suelo y estírese desde las rodillas por todo la parte de delante hasta la cadera, levantando las caderas y bajando al equipo.

Mejorar la postura
Si la cadera del 5 bajar con los dedos del pie extendí el cuelo y mantener la espalda hacia arriba y con el bloque de soporte o una mano doblada.

Extensión lateral
Tenga presentes los hombros cuando levante los brazos. Enrosclese a lo largo de los clavículas y mantenga las omóplatos planos contra las costillas. Cuando flexione el tronco, asegúrese de que los hombros y las caderas se de que las hombros y las caderas se ven hacia delante. Manténgalos en línea, como a las glúteos y centro hombros tocam una pared. Mire al cóccix y estire el pie en línea con la rodilla doblada. Flexiónese desde la

cadera, manteniendo el tronco hacia el frente. Extienda todo el cuerpo desde la cadera hacia el lado todo lo que pueda, espira con normalidad y sienta el estiramiento desde el muslo a la cadera y por las costillas.

Cuando levante los brazos rectos y júntelos todo lo posible por encima de la cabeza. Si al principio le resulta incómodo o difícil realizar al espacio entre ellas, mantenga el brazo superior vertical. Con la práctica, las caderas y los hombros cobrarán asociabilidad, permitiéndole flexionarse más hacia los lados y llegar a juntar los brazos con el dorso de la mano atlético descansando sobre el piso.

Puntos a observar

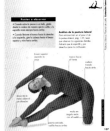

• Cuando estire la pierna a un lado, girela desde la cadera de manera que la cadilla y la rodilla apunten hacia arriba.

• Cuando flexione el tronco hacia la derecha o la izquierda, gire la cabeza hacia el brazo superior y mire hacia arriba.

Análisis de la postura lateral
Para estirarse bien en el cuerpo de la postura lateral póng. 127, tener que estirar los siguientes detalles. Adviarta que la espalda y por derecha apunte la el frente.

136 **137**

PROGRAMA DEL NIVEL 3
Este programa incluye algunas posturas básicas del capítulo 3, como el triángulo y la flexión hacia delante de rodillas. El motivo es que el cuerpo, especialmente las piernas, necesita estar fuerte para realizar posturas más complejas y las posturas de pie al principio del programa sirven de estiramientos preparatorios. El programa tiene un efecto energizante. Las posturas de pie reciclan aun nivel de estiramiento al cuerpo, y las flexiones hacia atrás estimulan la mente y el cuerpo. Estas últimas son la parte central del programa y revalúan las conclusive, estirándolas de forma externa. Debería tardar unos 75 min. en completar la secuencia, pero es importante que no corra. Repita el programa al menos 1 vez por semana.

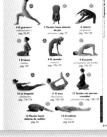

4 El guerrero I
págs. 82-83

5 Flexión hacia delante de pie
págs. 72-73

6 Lateral
págs. 134-135

7 El héroe
págs. ...

8 El camello
págs. 178-179

9 El puente
acompáñese un brazo
págs. 170-171

10 La langosta
salttamodos
págs. 180-181

11 El arco
adelantado
págs. 182-183

12 Flexión con piernas
cruzadas
pág. ...

13 Flexión hacia delante de rodillas
pág. 54

14 El cadáver
págs. 44-45

1 El perro
estira medio convocan
págs. 130-131

2 El triángulo
estiras relacionados
págs. 40-41

3 El guerrero II
equilibrados
págs. 78-79

310 **311**

Posturas
Las páginas a todo color muestran cada postura en detalle, con una introducción clara que explica el nombre y el fin de la postura y sus beneficios. Varias ilustraciones y leyendas muestran paso a paso cómo adoptar las posturas.

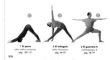

Practicar en casa
El libro termina con tres ejemplos de programas basados en las 50 posturas clásicas presentadas en los capítulos 3 y 4.

¿Por qué Yoga?

De todos los tipos de ejercicio populares hoy en día, el yoga es el más antiguo, no obstante la inmensidad de clases y cursos ofrecidos en todo el mundo demuestra la relevancia de este antiguo arte en el siglo XXI. Sus raíces arraigaron hace más de 4.000 años en suelo del sur de Asia y ha ido creciendo hasta desarrollar numerosas ramas. El yoga es meditación y filosofía, salmodia y respiración rítmica y profunda, y curación a través del ejercicio.

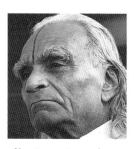

Maestros contemporáneos
La popularidad del Iyengar yoga, creado en el siglo XX por el maestro indio, B.K.S. Iyengar, demuestra la importancia del yoga en el mundo moderno.

Recuperar la armonía

La palabra "yoga" significa "unión", y en estos tiempos de mayor dispersión, el yoga ofrece una forma de recuperar la armonía. Nos enseña a unir el cuerpo y la mente, la mente y el espíritu. Proporciona forma física y aumenta la energía y la sensación de bienestar. Ofrece relajación y calma para contrarrestar la ansiedad y el estrés mental de la vida del siglo XXI. Sustituye los cambios de humor y alteraciones emocionales por una mente equilibrada y clara.

Este libro es para principiantes de cualquier edad que estén interesados en aprender yoga o acaben de empezar. Está destinado a servir de manual para la práctica en casa, bien como aprendizaje o entre clases. Además de explicar las cuestiones básicas –los estilos clásico y moderno, dónde, cuándo y cómo practicarlo– se centra en 50 posturas practicadas en las escuelas tradicionales de yoga y en los estilos modernos derivados de ellas.

Precaución

Si está tomando medicación, le han operado recientemente, padece una dolencia crónica o una lesión reciente, o bien su movilidad es limitada, consulte a un médico o fisioterapeuta antes de empezar. Aprenda con un instructor con experiencia en su tipo de dolencia.

• No practique posturas de pie si tiene la presión alta o problemas de corazón.

• No practique posturas sentadas si lleva una prótesis en la cadera.

• No practique flexiones hacia delante, laterales o torsiones si tiene alguna lesión en la espalda o prolapso del disco intervertebral.

• No practique posturas de inversión si tiene la menstruación o sufre mareos; problemas de ojos, oídos o sinusitis; una lesión en la cabeza, cuello o espalda; la tensión alta; o migraña.

• Nunca adopte una postura que le produzca dolor o molestias, podría lesionarse.

• No practique flexiones hacia atrás si tiene problemas de corazón o la tensión alta, una hernia discal u otros problemas de espalda.

• Si tiene una lesión de rodillas, no practique posturas de rodillas o flexiones hacia atrás.

• Si tiene osteoporosis o lumbago, realice los estiramientos y torsiones despacio, no realice posturas de flexión hacia atrás, de torsión, ni la del arco o medio arco.

• No empiece durante el embarazo.

ESTILOS Y ESCUELAS

Se cree que la evolución del yoga se extiende a lo largo de 4.000 años y, durante este largo proceso, se ha ramificado en muchas escuelas diferentes. Algunas se centran en la mente y la meditación, otras en el ejercicio y la meditación. ⬪ Este capítulo traza la historia del yoga, desde sus orígenes en el sur de la India hace unos 4.000 años hasta su difusión por todo el mundo en el siglo XX. Presenta a algunos de los sabios del yoga cuyos escritos y observaciones inspiraron las grandes escuelas clásicas. Para finalizar centrándose en los principales maestros del siglo XX, fundadores de estilos o escuelas, que están conduciendo el yoga en su quinto milenio.

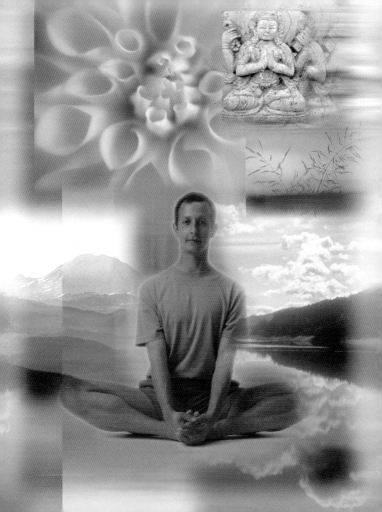

La filosofía del yoga

En Occidente muchos creen que el yoga es un sistema de ejercicios diseñado para mantener la salud y prevenir enfermedades. Pero si bien el ejercicio físico es importante, la práctica del yoga abarca el cuerpo, la mente y el espíritu, y el pensamiento es un componente fundamental.

El yoga se desarrolló en principio como una filosofía; los ejercicios o "asanas" surgieron posteriormente como forma de concentrar la mente para poder meditar más profundamente. El fin último del yoga ha sido siempre alcanzar la unidad con lo que unos llaman conciencia universal y otros Dios. Hoy en día la meditación sigue siendo una parte fundamental del yoga en muchas escuelas y estilos, mientras que en otras se la considera una técnica sólo para aventajados.

El camino del yoga

El yoga no es una religión, pero ha recibido la influencia de muchos grandes pensadores y maestros. Sus escritos ofrecen una serie de principios

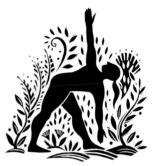

Conciencia
El yoga enfatiza la necesidad de abrirse a las influencias de la naturaleza.

de sentido común para una vida sana y pacífica. Es más, entre las creencias colectivas está el principio de la no violencia. El yoga ayuda a alcanzar paz interior y armonía mental y física.

El camino del yoga es una búsqueda personal para un mayor autoconocimiento a través de las posturas o asanas, la respiración, la relajación y el proceso de aprender a calmar y centrar la mente. Es un viaje espiritual a nuestro interior y más allá.

Normas de vida

El sabio Patañjali, que vivó hace 2.000 años, dejó una colección de escritos llamada *Yoga Sutras* (sutras son dichos breves, llenos de sentido). Contienen consejos sencillos para una vida útil y satisfactoria. Éstos sond 10 de sus principios más conocidos:

LOS CINCO YAMAS
– *o cómo ser bueno con los demás*

1 Evite la violencia mental, verbal o física.

2 No robe.

3 No codicie las posesiones o logros de otros.

4 Hable y viva de acuerdo con la verdad.

5 Impóngase restricciones y evite el exceso de indulgencia y la depravación sexual.

LOS CINCO NIYAMAS
– *o cómo ser bueno con uno mismo*

1 Mantenga la mente pura y el cuerpo limpio.

2 Sobrepóngase a los objetos de deseo.

3 Acepte sus circunstancias vitales.

4 Repita las palabras sagradas de los grandes maestros.

5 Conságrese a un dios o a la conciencia universal.

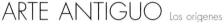

Buda
El Buda Gautama es considerado por algunos el primer yogi.

ARTE ANTIGUO

Los orígenes del yoga se encuentran en la antigüedad. Los historiadores creen que la ideas de las que emana pueden haber surgido en el sudoeste de Asia hace más de 3.000 años y haber sido llevadas hacia el sur, a través de la India por tribus emigrantes. Algunos artefactos hallados en excavaciones realizadas en el valle Indus, y que datan del 1.500 a.C., muestran a personas meditando. Los Upanishads, escritos entre 900 y 400 a.C., son los escritos sobre yoga más antiguos.

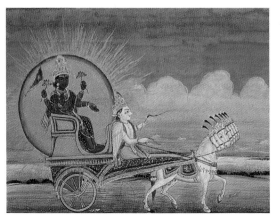

Karma yoga
El Bhagavad Gita (Canción del Señor), relato épico de una batalla entre dos clanes, fue escrito entorno al 300 a.C. Presenta el karma yoga, una nueva forma basada en la generosidad, que explora maneras de afrontar los problemas.

La cuna de buda

El Buda Gautama nació a los pies del Himalaya entorno al 550 a.C., una época de florecimiento religioso e intelectual en Oriente. Se convirtió en un sabio errante que siguió el camino del raja yoga para alcanzar la iluminación.

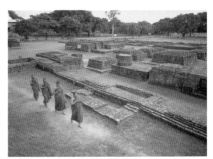

La postura del loto

Los sabios antiguos aparecen a menudo representados meditando en la postura del loto o padmasana, sentados inmóviles con las piernas cruzadas. Cuando se domina es una postura cómoda que ayuda a concentrarse.

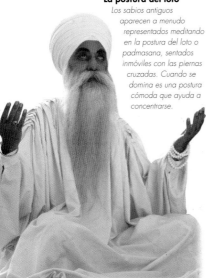

Raja yoga

La forma de yoga más antigua es la meditación. En el antiguo arte oriental, Buda aparece representado frecuentemente con las piernas cruzadas, sentado en una de las posturas clásicas. Éstas fueron las primeras asanas o posturas de yoga, desarrolladas por los sabios porque les permitían permanecer sentados meditando durante mucho tiempo. El tipo de yoga practicado por los budas sobrevive hoy en el raja yoga, "el rey del yoga", ya que todos derivan de él. El raja yoga es una meditación profunda que permite a los yogis explorar el reino de los pensamientos abstractos, intentando aprovechar la conciencia universal y alcanzar la unión espiritual con el universo dedicando su vida al yoga.

Escuelas clásicas

El árbol del yoga tiene muchas ramas, ya que, además de los muchos que practican los tipos de yoga modernos basados en ejercicios, hay muchos seguidores de las grandes escuelas clásicas que surgieron en la antigüedad. La mayoría lo hiecieron en el primer milenio antes de Cristo, cuando librepensadores rompieron con el sistema religioso establecido en la India y desarrollaron nuevas filosofías y formas de vida ascéticas.

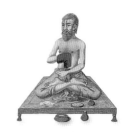

Kapila

Este sabio, que vivió hace unos 2.750 años, fundó la filosofía samkhya que aportó al yoga muchos conceptos como la fuerza y energía vitales.

ANTES DE 1000 A.C.	APROX. 900 A.C.	APROX. 500 A.C.	APROX. 300 A.C.

RAJA YOGA

La práctica de la meditación sentados con las piernas cruzadas llegó a la India desde Persia y fue llevada hacia el sur por hablantes de la lengua Dravidian. Raja yoga, "el rey del yoga", es practicado por filósofos que buscan la unión espiritual con el saber o conciencia espiritual.

JNANA YOGA

El yoga de la sabiduría o jnana yoga fue desarrollado por filósofos que exploraban el conocimiento intuitivo. Sus ideas se hallan en los Upanishads, una serie de escritos que son el primer testimonio escrito sobre el yoga. Este yoga desarrolla el conocimiento intuitivo mediante la meditación.

El buda Gautama y sus seguidores practican las técnicas de meditación del raja yoga para alcanzar un estado de nirvana o fusión con el todo universal.

BUDA

KARMA YOGA

El sabio Vyasa escribió el *Bhagavad Gita (Canción del Señor)* en el que describe este yoga activo a través de la conversación al final de la batalla entre Arjuna, un líder guerrero, y su auriga, el dios Krishna. Este yoga se basa en actuar correctamente en el momento oportuno para evitar desgracias futuras.

La última gran escuela clásica

El primer milenio d.c. fue testigo del desarrollo de nuevas prácticas meditativas, incluyendo cantos o mantras, como "om", y la contemplación de patrones geométricos llamados mandalas. De esta nueva ola de pensamiento innovador surgió el hatha yoga (pronunciado "jata"), la última gran escuela clásica. "Ha" significa "sol" y "tha" significa "luna" y el nombre se refiere a los ejercicios de respiración llamados pranayama, practicados como forma de unión entre el cuerpo y la mente. Hatha yoga es la primera escuela que combinó los ejercicios físicos con la respiración profunda con el fin de concentrar la mente para la meditación. Durante el siglo XV, el sabio Svatmarama escribió el *Hathapradipika* (*un compendio de Hatha Yoga*), la primera guía escrita sobre hatha yoga.

APROX. 200 A.C.	**APROX. 300 D.C.**	**APROX. 1000–1200**	**APROX. 1000**
	TANTRIC YOGA	**BHAKTI YOGA**	**HATHA YOGA**
El sabio Patañjali escribió el *Yoga Sutras*, con directrices para la meditación y la práctica del yoga. Es el primer manual de yoga.	El filosofo budista Asanga desarrolló la filosofía tántrica, en la cual los sentidos y la imaginación se utilizan para alcanzar estados de éxtasis que pueden conducir a la iluminación. Recomienda el mantra yoga –canto de palabras sagradas– para ayudar a la meditación.	El sabio Ramanuja inició el bhakti yoga, el yoga de la devoción a un dios. Éste enseña la devoción a un brahmán superior, creador del universo, una presencia que aporta amor y comprensión. La iluminación se alcanza sirviendo a Dios o a los demás, rezando y por la fe.	El desarrollo de los ejercicios físicos en la era tántrica allanó el camino para el hatha yoga. Fue la primera escuela que admitió asanas, ejercicios de respiración y limpieza y técnicas de visualización como ayudas a la meditación para alcanzar la unión con la conciencia universal.

PATAÑJALI

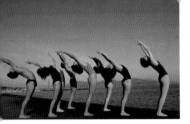

El yoga se expande
Durante el siglo XX, el árbol del yoga extendió su dosel por todo el mundo occidental.

ESTILOS CONTEMPORÁNEOS

El último capítulo en la historia del yoga comenzó en el siglo XIX, cuando algunos exploradores, profesores, soldados y administradores occidentales que vivían en la India tradujeron los textos sobre yoga y estudiaron las asanas. Hacia 1900 algunos yogis recorrieron Occidente, y a mitad de siglo Paramahansa Yogananda, autor de la conocida *Autobiografía de un Yogi*, se afincó en EEUU. Hatha yoga sería la escuela clásica que influiría al mundo moderno debido a su énfasis en las asanas, la respiración y la curación. Tras la II Guerra Mundial muchos occidentales viajaron a la India para estudiar hatha yoga y prestigiosos maestros, como B.K.S. Iyengar, enseñaron en Occidente.

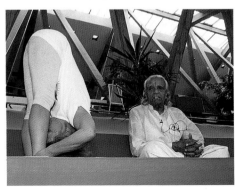

Iyengar
B.K.S. Iyengar combinó el hatha yoga clásico con conocimientos occidentales sobre el cuerpo para crear un nuevo estilo basado en posiciones y movimientos precisos.

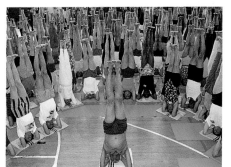

Pionero

La enseñanza del yoga a grupos mixtos de mujeres y hombres en la India fue introducida por B.K.S. Iyengar durante los años 40. Iyengar desarrolló su propio estilo de yoga y fundó el Iyengar Institute en Poona. Hoy en día tiene centros en muchos países occidentales.

1893: Vivekenada lleva el yoga a Norteamérica.

S. XIX: Europeos traducen los antiguos textos sobre yoga.

Aprox. 500: El yoga alcanza Tibet, China, y Japón.

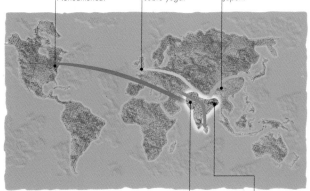

Expansión del yoga

En tiempos modernos el yoga se ha extendido hacia el este, más allá de la India, y a Occidente. Su popularidad en todo el mundo demuestra su relevancia para la estresante vida del siglo XXI.

Aprox. 1000: El hatha yoga surge en el norte de la India.

Aprox. 300: La escuela de tantric yoga nace en el noreste de la India.

Yoga para el siglo XXI

El yoga surgió como un arte curativo, cuyo fin era eliminar desarmonías de la mente y el cuerpo que podían impedir el avance de la persona por el camino hacia la totalidad y la comprensión universal. Estas desarmonías se pueden manifestar en forma de rigidez corporal, enfermedades, descontento o ansiedad. A lo largo de los siglos los sabios del yoga descubrieron cómo calmarlas y sobreponerse a ellas mediante estiramientos y ejercicios suaves, una respiración lenta y rítmica que tranquiliza la mente gradualmente y técnicas como la visualización y la meditación para concentrar la mente.

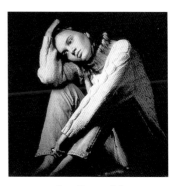

Curación mental
El yoga calma la agitación de la vida del siglo XXI, aportando paz y satisfacción personal.

Atractivo moderno

Hoy al igual que en la antigüedad, somos negligentes con nuestro cuerpo, nos lesionamos y enfermamos. Nos sentimos insatisfechos, agitados e infelices. El yoga sigue siendo relevante porque proporciona respuestas a algunos de los problemas del mundo moderno. Los estilos y escuelas populares hoy son aquellos que se basan en los estiramientos y movimientos. Nos pasamos la mayor parte del día sentados viajando, trabajando o descansando, pero si no estiramos los músculos, huesos y articulaciones, el cuerpo se deteriora. El yoga recupera la flexibilidad natural de la espalda, cuello y extremidades. Ayuda a curarse tras tensiones y traumas y, si se practica regularmente, fomenta la salud.

Todo el mundo reacciona contra la velocidad de la vida contemporánea, la competitividad en la vida diaria y los efectos de la masificación. Muchos buscan en el yoga un remedio contra los efectos del estrés en la mente y el cuerpo. Estudios realizados en el Menninger Institute y otros centros de EEUU demuestran que con una combinación de respiración, visualización y concentración, los yogis pueden reducir el pulso y la presión arterial.

El yoga es una práctica holística y no un mero sistema de ejercicios. En el yoga, se utiliza el poder del cuerpo y la mente para calmar los nervios y los sistemas corporales, reduciendo el estrés y permitiendo que el cuerpo funcione con normalidad. La respiración rítmica, o pranayama, y la meditación refuerzan el proceso curativo. Son una parte importante del hatha yoga y, en el lyengar yoga, las técnicas de pranayama y concentración se enseñan a los estudiantes avanzados.

PRACTICAR
YOGA

A diferencia de la mayoría de los sistemas de ejercicios que se han puesto de moda en los últimos años, el yoga es un arte minimalista, que apenas requiere gastos o preparación. El propio cuerpo es todo lo que se necesita realmente. No requiere ropa o equipamiento especial y se puede practicar casi en cualquier lugar. ∾ Este capítulo explica los principios básicos: cuándo practicar, con qué frecuencia y durante cuánto tiempo; las partes del cuerpo que requieren especial atención y lo fundamental sobre la respiración y la relajación. Pero el yoga es un arte holístico que abarca tanto el cuerpo como la mente, y terminaremos viendo cómo el yoga, en su dimensión espiritual, puede ahondar nuestro conocimiento sobre la mente y nuestra personalidad.

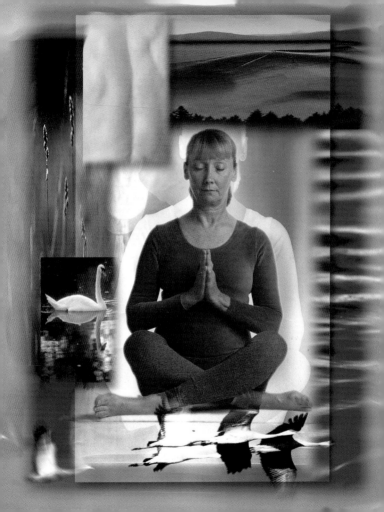

Preparación

Si va a practicar yoga por primera vez, a aprender solo/a en casa o bien necesita un lugar para practicar entre sus clases, lo primero a considerar es encontrar un espacio en el que pueda estirarse con un mínimo de interrupciones. Si el tiempo es bueno, puede que prefiera practicar al aire libre, pero no lo haga a pleno sol o donde haya mucho tráfico u obras de construcción. En los hogares modernos puede ser difícil encontrar un sitio donde no le moleste el teléfono, el timbre o el resto de la familia, pero escoja un dormitorio, baño, sala de estar, despacho o estudio. Ponga un cartel en la puerta de "No molestar".

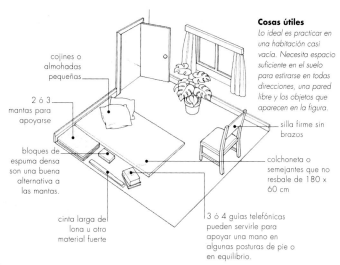

cojines o almohadas pequeñas

2 ó 3 mantas para apoyarse

bloques de espuma densa son una buena alternativa a las mantas.

cinta larga de lona u otro material fuerte

Cosas útiles
Lo ideal es practicar en una habitación casi vacía. Necesita espacio suficiente en el suelo para estirarse en todas direcciones, una pared libre y los objetos que aparecen en la figura.

silla firme sin brazos

colchoneta o semejantes que no resbale de 180 x 60 cm

3 ó 4 guías telefónicas pueden servirle para apoyar una mano en algunas posturas de pie o en equilibrio.

Reservar tiempo

Practique las veces que quiera, pero
con regularidad. No se exceda al
principio. Lo mejor es reservar un
tiempo determinado un día concreto de
la semana para practicar y cumplirlo
con disciplina. Empiece con media
hora y vaya luego aumentando según
lo necesite. Algunas personas prefieren
practicar poco tiempo todos los días
por la mañana temprano o antes de
acostarse y hacer una sesión larga una
vez por semana.

El yoga impone muy pocas normas.
Algunas posturas ayudan a la disges-
tión y se pueden practicar justo después
de las comidas. No obstante, éste no
es el caso de la mayoría de posturas,
así que, por regla general, espere 4
horas después de una comida, o 2 si
ha sido ligera, antes de practicar.

Póngase ropa cómoda que se
expanda, como una camiseta y mallas,
leotardos, pantalones de deportes y
una sudadera. Practique descalzo/a.
Si lleva el pelo largo, mejor recójaselo
para que no le impida ver.

EL CUERPO

Para practicar cualquier tipo de yoga, no hace falta saber mucho sobre cómo funciona el cuerpo, pero puede ser útil tener algún conocimiento sobre cómo se alinean y mueven la columna vertebral, la pelvis y los hombros. Actualmente tendemos a permanecer sentados gran parte del día. Nos sentamos de camino al trabajo y durante el mismo, en los cines, bares y restaurantes. Apenas tenemos la posibilidad de estirar los brazos y las piernas y escasos incentivos para andar largas distancias. Como resultado, adoptamos malas posturas que perjudican nuestra salud. Las asanas del yoga estiran todo el cuerpo contrarrestando el efecto de la gravedad sobre la columna y restableciendo el margen de movilidad natural.

La pelvis

La pelvis es el eje del cuerpo. "Pelvis" significa
"cuenco" y está diseñada para acoger a los
órganos del abdomen. Transfiere el peso de la
parte superior del cuerpo a las piernas y pies a
través de las caderas. Su colocación correcta es
esencial en casi todas las posturas de yoga.

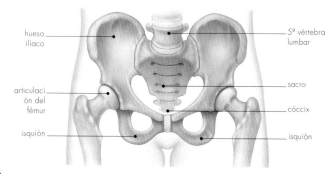

hueso ilíaco

articulación del fémur

isquión

5ª vértebra lumbar

sacro

cóccix

isquión

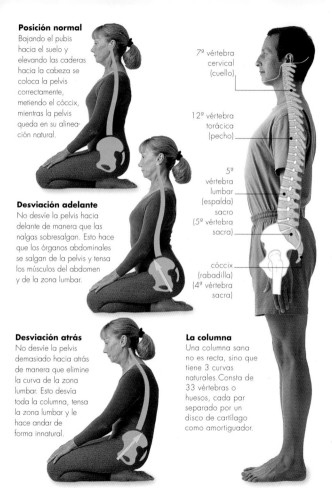

Posición normal

Bajando el pubis hacia el suelo y elevando las caderas hacia la cabeza se coloca la pelvis correctamente, metiendo el cóccix, mientras la pelvis queda en su alineación natural.

7ª vértebra cervical (cuello)

12ª vértebra torácica (pecho)

5ª vértebra lumbar (espalda)

sacro (5ª vértebra sacra)

Desviación adelante

No desvíe la pelvis hacia delante de manera que las nalgas sobresalgan. Esto hace que los órganos abdominales se salgan de la pelvis y tensa los músculos del abdomen y de la zona lumbar.

cóccix (rabadilla) (4ª vértebra sacra)

Desviación atrás

No desvíe la pelvis demasiado hacia atrás de manera que elimine la curva de la zona lumbar. Esto desvía toda la columna, tensa la zona lumbar y le hace andar de forma innatural.

La columna

Una columna sana no es recta, sino que tiene 3 curvas naturales.Consta de 33 vértebras o huesos, cada par separado por un disco de cartílago como amortiguador.

Respiración y relajación

Respirar es un proceso físico y mental, un enlace entre el cuerpo y la mente. Respirando a un ritmo normal se proporcionan nutrientes y oxígeno a la sangre, y éstos mantienen el cuerpo y cerebro en funcionamiento. La respiración rápida o hiperventilación reduce el suministro de oxígeno al cerebro, causando mareos, un ritmo cardíaco anormal, tensión, pánico y desmayos. Relentizar la respiración recuperando el ritmo natural restablece la calma y el funcionamiento normal.

Buenos hábitos respiratorios

Acordarse de respirar bien es una parte importante de cada postura de yoga. Al principio debe concentrarse en crear buenos hábitos respiratorios. Las personas que viven bajo presión desarrollan una respiración superficial como respuesta al estrés. El yoga rompe esta tendencia, ayudando a restablecer una respiración normal.

Los principios para realizar las asanas le recuerdan constantemente que "respire con normalidad". Esto puede parecer obvio, pero mientras se concentra en un ejercicio le resultará casi natural aguantar la respiración y es en esos momentos cuando debe prestar atención. Si tiene la nariz atascada debido a un resfriado u otros problemas, tendrá que respirar por la boca, pero normalmente debe procurar respirar siempre por la nariz.

En la explicación de las posturas se incluyen algunas instrucciones sobre cuándo inhalar y cuándo exhalar. En general, se exhala durante el esfuerzo,

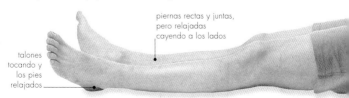

piernas rectas y juntas, pero relajadas cayendo a los lados

talones tocando y los pies relajados

p. ej. al elevarse o doblarse hacia delante. Inspire, exhale al ejecutar el movimiento y luego vuelva a respirar normalmente.

Respiración y relajación

Los estiramientos y la respiración rítmica relajan el cuerpo y la mente. La relajación es una parte esencial del yoga. Cada sesión debe empezar con un momento de reposo en una postura descansada, p. ej. sentándose con las piernas cruzadas, y las posturas más difíciles deben ir seguidas de un breve descanso de pie, sentados o tumbados.

Postura del cadáver

Savasana I, analizada en detalle en las pág. 64–65, ayuda a relajar el cuerpo y la mente en momentos de especial estrés y tensión.

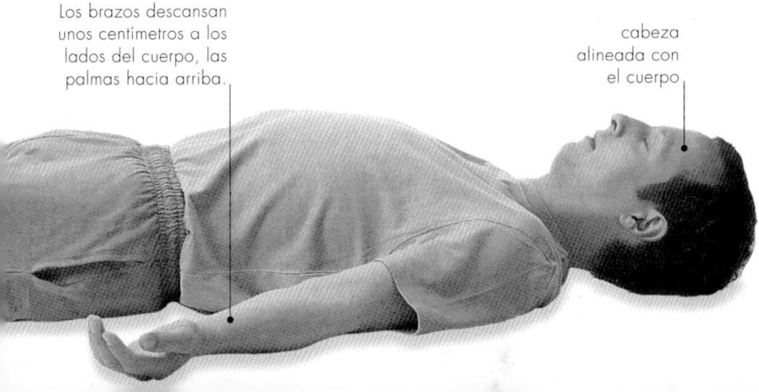

Los brazos descansan unos centímetros a los lados del cuerpo, las palmas hacia arriba.

cabeza alineada con el cuerpo

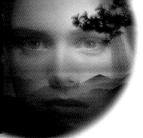

Unión espiritual
La palabra "yoga" significa unión espiritual entre el individuo y el mundo más allá del yo.

MENTE Y ESPÍRITU

Aprender a hacer las asanas y a respirar rítmicamente es una forma de aprender a calmar y concentrar la mente. Concentración es la habilidad de centrarse en un pensamiento o acción concreto/a. El yoga centra su atención en algo físico, una postura, y por un tiempo breve esto retiene su atención. De esta manera, hace ejercicio y mejora su concentración. Uno de los mayores problemas que se sufren en la vida cotidiana es la incapacidad de concentrarse y el yoga puede ser de gran ayuda. Además, el saber concentrase es el primer paso hacia la dimensión espiritual del yoga, introduciendo la meditación, o concentración total, en su vida.

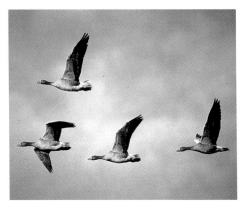

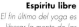

Espíritu libre
El fin último del yoga es liberar la mente de las restricciones del cuerpo físico y permitir al espíritu explorar nuevos niveles de conciencia.

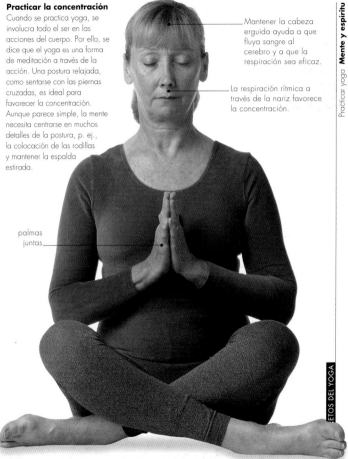

Practicar la concentración

Cuando se practica yoga, se
involucra todo el ser en las
acciones del cuerpo. Por ello, se
dice que el yoga es una forma
de meditación a través de la
acción. Una postura relajada,
como sentarse con las piernas
cruzadas, es ideal para
favorecer la concentración.
Aunque parece simple, la mente
necesita centrarse en muchos
detalles de la postura, p. ej.,
la colocación de las rodillas
y mantener la espalda
estirada.

Mantener la cabeza
erguida ayuda a que
fluya sangre al
cerebro y a que la
respiración sea eficaz.

La respiración rítmica a
través de la nariz favorece
la concentración.

palmas
juntas

Emoción y control

Practicar yoga es crear un espacio de calma en la vida, un poco de tiempo para dejar que se desvanezcan las emociones negativas y se restablezca el ritmo natural de la mente y el cuerpo. En lugar de dar a la agitación interior oportunidades para expresarse en arrebatos repentinos y violentos, el yoga proporciona un tranquilo escape físico a las emociones fuertes mediante estiramientos intensos y concentrando la mente en la precisión de cada movimiento y en la adopción de una postura correcta. El resultado es la disipación del enfado y el resentimiento, la elevación del espíritu y el alivio y contención del dolor y el malestar mental. Al final de una sesión de yoga, el cuerpo y la mente están llenos de una sensación de calma y sosiego.

Tranquilidad

La habilidad de restablecer la tranquilidad es el gran regalo del yoga en este mundo más y más turbulento. Cada vez tenemos que afrontar un mayor estrés

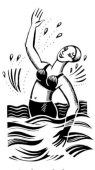

Enriquecimiento
El yoga enriquece la vida interior, enseñándonos a depender menos del exterior para nuestra felicidad.

en todas las facetas de la vida. Con el tiempo muchos sucumben a esta agitación emocional y acaban sufriendo depresión clínica, ruptura de las relaciones personales y, cada vez con más frecuencia, arranques de agresividad, como arrebatos de furia en la carretera o crímenes. Una persona tranquila que irradia armonía interna ayuda a los demás infundiendo calma y confianza en situaciones tensas.

Practicar las asanas es una manera

de aprender a autocontrolarse. El yoga comienza enseñando a controlar el cuerpo y después la respiración. De esta forma se aprende a concentrarse y controlar el esquema de pensamientos y con ellos las emociones. A largo plazo el yoga tiene un efecto equilibrador de toda la vida emocional. Practicando yoga no se deja de sentir pero las decepciones de la vida tienen un efecto menos negativo, no se deja uno llevar tanto por la ansiedad y depende menos de los factores externos (riqueza, éxito, suerte) para ser feliz. Se sustituye la necesidad perpetua de emociones, gratificación y estímulos por una paz y satisfacción interior.

Este estado emocional se llama pratyahara, o liberación del dominio de los sentidos, y es la quinta etapa en el camino del yoga según el sabio Patañjali. Alcanzar esta etapa significa estar preparado para practicar una meditación seria o dhyana, a través de la cual se puede alcanzar la unidad con la conciencia o espíritu universal o samadhi. Este es el fin de todo yoga.

TABLA INICIAL

Este primer capítulo ilustra y describe 10 posturas que, realizadas en el orden indicado, constituyen una buena introducción al yoga. Para realizar esta tabla de 10 ejercicios se necesitan entre 20 y 30 min. Antes de empezar debe leer con atención la pág. 9. Si realiza esta tabla 2 ó 3 veces por semana, siguiendo los pasos en el orden expuesto y concentrándose en colocar correctamente los pies, brazos y otras partes del cuerpo, fortalecerá los músculos, sus articulaciones ganarán flexibilidad y se sentirá más seguro de sí mismo/a. Esta tabla, al igual que todas las de yoga, finaliza con 5 a 10 min. de relajación absoluta en la postura del cadáver.

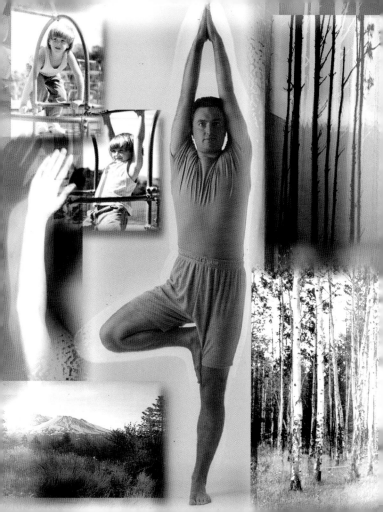

Empezar con el yoga

Las páginas siguientes introducen 10 posturas de yoga básicas. Las primeras sentándose, luego tumbándose para pasar a estar de pie en la postura de la montaña o tadasana. El mantener una postura correcta, puede eliminar los dolores sufridos por dejarse caer o encorvarse. Las otras posturas de pie sirven para estirar las piernas y la columna y, con el tiempo, fortalecer todo el cuerpo.

Paso a paso

Estas 10 primeras posturas, en este orden, constituyen una primera clase ideal para principiantes. Realice cada una paso a paso. Siga las instrucciones de las anotaciones con exactitud para adoptar las posturas sin tensiones. Mantenga el estiramiento el tiempo que pueda sin que le resulte incómodo.

El triángulo, el ángulo lateral extendido y el árbol (ver pág. 46–53 y 58–61) se deben realizar primero con un lado y luego con el otro. Por ejemplo, en el triángulo debe flexionarse primero hacia la derecha y

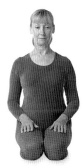

Descansar entre posturas
Después de un estiramiento intenso, descanse brevemente. Puede flexionarse hacia delante de rodillas o estar de pie en la postura tadasana.

luego hacia la izquierda. En la postura sentándose con las piernas cruzadas, pág. 38, cruce primero la espinilla izquierda sobre la derecha y viceversa.

Adopte las posturas despacio. Realice cada movimiento de forma consciente, trabajando a su propio ritmo. Si le resulta difícil completar la postura, no intente forzar su cuerpo. Las articulaciones y músculos pueden estar rígidos tras un tiempo de inactividad, si siente algún dolor realizando un

movimiento o una postura, pare
inmediatamente. Trabaje sólo en la
medida de sus posibilidades, estírese
hasta donde se sienta cómodo/a y
descanse. La próxima vez puede que
consiga estirarse un poco más.

Finalizar una postura

Cuando haya completado los pasos,
deshaga la postura siguiendo los pasos
en el orden inverso. La secuencia de
posturas finaliza con unos minutos de
agradable relajación en la postura del
cadáver o savasana.

Consejos para respirar

Respire con normalidad durante las posturas y
recuerde:

- No contenga la respiración mientras se
concentra en los movimientos.

- Inhale antes de estirarse u otro esfuerzo y
realice los movimientos mientras exhala.

- Respire siempre por la nariz, a no ser que
tenga un resfriado u otros problemas similares.

- Cuando se relaje en la postura del cadáver,
concéntrese en calmar la respiración fijándose
en su ritmo.

POSTURAS SENTADAS Y DE PIE

La postura fácil con las piernas cruzadas, **sukhasana**, de estas páginas es la base de muchas otras. Practicarla con regularidad fortalece la espada y flexibiliza las caderas. El nombre de la postura opuesta, **supta tadasana** o "postura de la montaña tumbada", suena contradictorio; es la postura de pie básica realizada yaciendo sobre una colchoneta. Estira y relaja la zona lumbar.

Postura fácil

1 *Siéntese erguido/a, las manos junto a las caderas, las piernas estiradas, los dedos de los pies hacia arriba. Presione las piernas y brazos hacia abajo, estire la columa y doble la pierna izquierda y luego la derecha.*

cabeza erguida

vista al frente

hombros estirados y relajados hacia abajo

2 *Deje que las piernas caigan, estire la columna y descanse las manos sobre los muslos. Permanezca sentado estirándose hacia arriba durante 20 seg. y repita la postura cruzando primero la pierna derecha.*

rodillas empujando hacia abajo

Estiramiento tumbado

1 *Túmbese con las piernas estiradas, la planta de los pies contra la pared y los brazos a los lados con las palmas hacia abajo.*

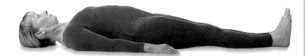

2 *Doble las piernas y ajuste la pelvis acercando las rodillas hasta el pecho. A continuación, estire la piernas hasta que los talones toquen el suelo y las plantas de los pies la pared.*

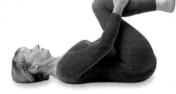

3 *Eleve los brazos estirados hacia atrás hasta que toque el suelo por detrás de la cabeza. Presione las piernas hacia abajo, estírese desde las ingles hasta la punta de los dedos y desde la zona lumbar a los pies. Estírese durante 20 seg. y relájese.*

Añadir posturas de suelo

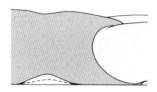

Alinear la columna

Si la parte lumbar se arquea al tumbarse, el ejercicio puede reforzarla. Para reducir la curva, levante las rodillas hasta el pecho y luego estire las piernas.

uda aparece a menudo sentado meditando en la postura del loto, con un pie sobre cada muslo. No obstante, la del loto es una de las muchas posturas para sentarse y las alternativas suelen ser más sencillas, como la postura fácil de la pág. 38 cruzando las piernas. En cualquier postura sentada la zona lumbar tiene que estar reca y estirada hacia arriba. Si al principio le resulta difícil elevar la zona lumbar, utilice una manta doblada 3 ó 4 veces o un bloque de espuma. Esto les sirve de apoyo a los músculos de la espalda mientras los estira.

Alinear las rodillas

Sentarse sobre un bloque de espuma o una manta doblada 2 ó 3 veces también ayuda a levantar la pelvis, lo que ayuda a alinear las rodillas. Al doblar las piernas, las rodillas tienen que quedar a la misma distancia de la colchoneta que las caderas, aunque al principio pueda resultar difícil. Sentarse sobre algo ayuda a bajar las rodillas. Si las rodillas están rígidas, apóyelas sobre una manta.

Posturas tumbadas

Muchas de las posturas se realizan tumbándose en una colchoneta. Supta

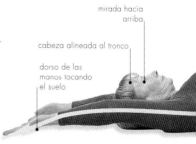

mirada hacia arriba

cabeza alineada al tronco

dorso de las manos tocando el suelo

tadasana, pág. 39, es un estupendo estiramiento completo. Presione el pubis (ver pág. 26–27) hacia los pies y las piernas y talones hacia el suelo, y estírese de las caderas a la cabeza, a lo largo de los brazos hasta los dedos y a lo largo de las piernas, presionando los pies contra la pared.

Análisis del estiramiento

Tumbarse en el suelo parece algo demasiado simple para ser analizado, pero el secreto para un buen estiramiento son los detalles expuestos abajo.

Puntos a observar

• Cuando se estire estando sentado/a o tumbado/a, mantenga las costillas alineadas de forma natural, de forma que las inferiores no sobresalgan.

• Mantenga el isquión estirado hacia el suelo estando sentado/a y hacia los pies estando tumbado/a, a la vez que eleva las caderas hacia la cabeza.

• Cuando estire la columna hacia arriba, mantenga los hombros estirados pero relajados hacia abajo de forma que los omóplatos sigan planos contra las costillas.

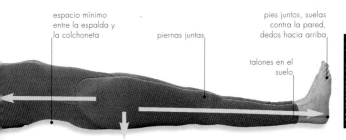

espacio mínimo entre la espalda y la colchoneta

piernas juntas

pies juntos, suelas contra la pared, dedos hacia arriba

talones en el suelo

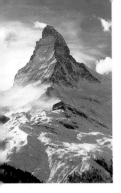

Postura de la montaña

La postura de pie básica del yoga se llama tadasana o montaña porque consiste en permanecer de pie inmóvil como una montaña.

DE PIE Tadasana, la postura de la montaña, se puede practicar en el interior o al aire libre, por ejemplo, esperando el metro o haciendo cola. Es la base para una buena postura y, por lo tanto, una buena salud. Si se acostumbra a estar de pie en tadasana, corregirá las malas posturas, pudiendo hacer desaparecer los dolores de espalda y de articulaciones y que el cuerpo se sienta más sano y ligero. También aumenta la comprensión de las otras posturas de yoga.

Puntos de equilibrio

Extienda cada pie a lo largo y a lo ancho, estirando los dedos hacia delante y repartiendo el peso del cuerpo equitativamente entre los cuatro puntos clave para el equilibrio de la planta de los pies, que aparecen en la ilustración.

Manteniendo las costillas en su posición normal, levante el esternón y estire los hombros y el pecho hacia los lados. Lleve los hombros hacia atrás y hacia abajo, aplanando los omóplatos.

Estire el cuello para alinear la cabeza con la columna, coloque la barbilla en paralelo al suelo y dirija la mirada al frente. Mantenga la posición durante unos 20 seg., respirando sosegadamente.

Estire las piernas hacia arriba, levante el tronco desde las caderas y estire el isquión hacia abajo. Tense los músculos de los muslos para llevarlos hacia atrás.

Coloque los pies juntos, distribuyendo el peso uniformemente entre las almohadillas y los talones; los dedos gordos, talones y tobillos se tocan, los brazos están relajados a los lados.

Primero los pies

Empiece la tadasana pensando en la colocación de los pies y la caída del peso hacia el suelo. Luego pase a colocar las piernas, caderas, tronco, hombros y, por último, la cabeza. Mantenga la posición ergida y estable como una montaña.

Mejorar la postura

Una columna ergida es la base de una buena postura, pero esto no significa que la columna deba estar recta como un palo. Una columna bien alineada se levanta desde el sacro –el hueso en forma de escudo y su base que forman la parte trasera de la pelvis– y se estira hacia arriba siguiendo sus 3 curvas naturales (ver pág. 26–27).

Alinear la pelvis

La clave para una buena postura de pie es la colocación correcta de la pelvis. Para levantar la columna desde el sacro, la pelvis tiene que estar bien alineada, de manera que lo mejor para empezar cualquier postura es controlar y ajustar la pelvis. Hágalo en las postura de la montaña, pág. 42–43, estirando el isquión hacia el suelo y levantando el tronco desde las caderas.

Si tiene los músculos débiles, la pelvis tiende a inclinarse hacia delante y se elevará a partir de la cintura y no de las caderas. Practicando simplemente la postura de la montaña, conseguirá corregir, con el tiempo, este defecto, forteleciendo los músculos sobre los que descansa la columna.

Conseguir estabilidad

Empezar la postura repartiendo el peso equitativamente entre los puntos clave de los talones y la parte delantera del pie (ver pág. 42) le dará estabilidad. Levante los arcos de los pies sin perder el equilibrio y permanezca estable mientras estira las piernas, levante el tronco de la pelvis, eleve el esternón y alinee la zona lumbar. Incorpore esta postura a su rutina diaria y verá como los dolores de espalda desaparecen.

Puntos a observar

• Estire las piernas sin bloquear las rodillas, levantando la rótula y estirando los músculos de las piernas hacia arriba.

• Mantenga las caderas hacia atrás, en línea con los huesos de los tobillos.

• No meta el abdomen. Levante la parte delantera de la pelvis y el abdomen se irá para atrás, hacia la columna.

El peso del cráneo descansa sobre las cervicales

La columna transfiere el peso de la parte superior a la pelvis.

La pelvis transfiere este peso a las piernas y los pies.

Las piernas y los pies transmiten el peso al suelo.

tronco elevado desde las caderas, columna estirada desde el sacro al cráneo

piernas estiradas desde los arcos de los pies a las caderas

El peso del cuerpo

El cuerpo está diseñado para transferir correctamente el peso del cuerpo al suelo, según se indica con las flechas de la izquierda. La columna transfiere el peso de la parte superior al sacro y su base, que lo lleva alrededor de la pelvis hasta las caderas. De ahí pasa a las piernas y los pies.

Acción muscular

Si su postura es erguida, cuando esté de pie, sentado/a o en movimiento, sus músculos crearán de forma natural un impulso hacia arriba, indicado con las flechas de la derecha, que contrarrestará la presión del cuerpo hacia abajo y el efecto de la gravedad sobre la columa y las articulaciones.

EL TRIÁNGULO

Utthita trikonasana. La postura del triángulo le ayudará a aumentar al principio la flexibilidad de sus caderas y piernas. Como todas las posturas de pie, empieza con la montaña y luego se adoptan formas triangulares con el cuerpo.

1 Adopte la postura de la montaña (pág. 43), después, separe los pies de un salto aprox. 1 metro y ponga los brazos en cruz. Coloque las palmas de las manos hacia abajo y los pies en paralelo.

2 Estírese de los pies a la cabeza y del esternón a los dedos. Gire el pie izquierdo un poco hacia dentro y el pie y la pierna derechos hacia afuera en ángulo recto con el tronco, el talón derecho perpendicular al pie izquierdo.

Respiración

Inspire antes de separar los pies de un salto (paso 1) y antes de juntarlos al final, exhale cuando extienda el tronco hacia la derecha o izquierda (paso 3) y respire con normalidad a través de la nariz mientras aguante en la postura.

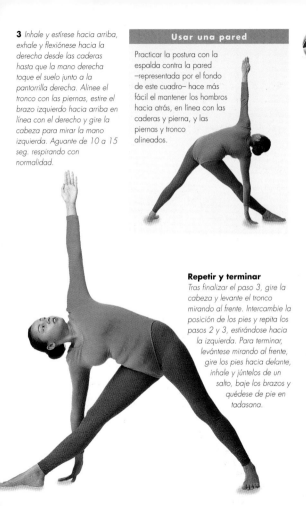

3 Inhale y estírese hacia arriba, exhale y flexiónese hacia la derecha desde las caderas hasta que la mano derecha toque el suelo junto a la pantorrilla derecha. Alinee el tronco con las piernas, estire el brazo izquierdo hacia arriba en línea con el derecho y gire la cabeza para mirar la mano izquierda. Aguante de 10 a 15 seg. respirando con normalidad.

Usar una pared

Practicar la postura con la espalda contra la pared —representada por el fondo de este cuadro— hace más fácil el mantener los hombros hacia atrás, en línea con las caderas y pierna, y las piernas y tronco alineados.

Repetir y terminar

Tras finalizar el paso 3, gire la cabeza y levante el tronco mirando al frente. Intercambie la posición de los pies y repita los pasos 2 y 3, estirándose hacia la izquierda. Para terminar, levántese mirando al frente, gire los pies hacia delante, inhale y júntelos de un salto, baje los brazos y quédese de pie en tadasana.

La alineación

L a buena alineación de todas las partes del cuerpo es la clave de la postura del triángulo y esto depende del estiramiento de todo el cuerpo. La postura empieza con un estiramiento: la postura tadasana (ver pág. 42–45) elevándose desde los arcos de los pies a la coronilla de la cabeza. Tras separar los pies de un salto, párese, con los pies en paralelo, estire las piernas, levante el esternón y extienda los brazos hasta las yemas, manteniendo los hombros bajos y hacia atrás.

Extender el estiramiento

Antes de flexionarse desde las caderas, es importante continuar el estiramiento, elevándose desde las ingles y ensanchando el pecho. Mantenga las piernas estiradas, el isquión (ver pág. 26–27) hacia el suelo y elévese por los dos lados del tronco, así puede estar seguro/a de adoptar bien la postura aunque no toque el suelo con la mano. Apoye la mano en la pierna, una silla o un montón de libros, en su lugar, y concéntrese en el estiramiento

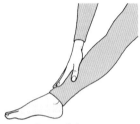

Conseguir la postura
Si sólo llega hasta la pantorrilla al doblar la cadera en el paso 3, apoye la mano en la pierna y practique para ir bajando poco a poco hasta llegar al suelo.

manteniendo las piernas y espalda alineados. La rigidez de las caderas cederá pronto, permitiéndole bajar la mano un poco más cada vez que adopte la postura del triángulo.

Puntos a observar

• No permita que la parte del tronco que esté arriba se vaya hacia delante. Échela hacia atrás como si la apoyara contra una pared.

• Mantenga los muslos tirando hacia atrás.

• Gire la pierna derecha hacia fuera y mantenga la espinilla izquierda hacia delante.

Análisis del triángulo

Una vez que haya aprendido los pasos básicos para el triángulo, pág. 46–47, céntrese en los detalles. Es fácil que el tronco se vaya hacia delante o las piernas hacia dentro. Los detalles hacen la diferencia en toda postura de yoga, por ello, debe concentrarse en los puntos siguientes y estirarse siguiendo las flechas que aparecen.

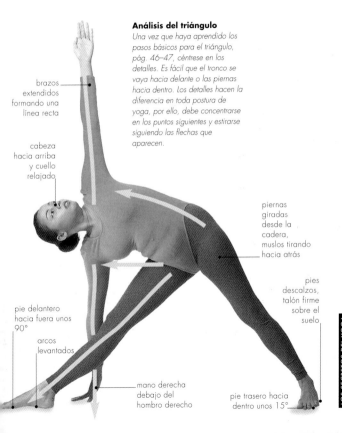

brazos extendidos formando una línea recta

cabeza hacia arriba y cuello relajado

piernas giradas desde la cadera, muslos tirando hacia atrás

pies descalzos, talón firme sobre el suelo

pie delantero hacia fuera unos 90°

arcos levantados

mano derecha debajo del hombro derecho

pie trasero hacia dentro unos 15°

ÁNGULO LATERAL EXTENDIDO La

postura **utthita parsvakonasana** también es una figura triangular que consiste en estirarse desde los pies hasta la punta de los dedos a lo largo de los costados, formando un triángulo con todo el cuerpo. Tonifica y aliena los tobillos, pantorrillas, rodillas y muslos y se dice que reduce caderas y cintura.

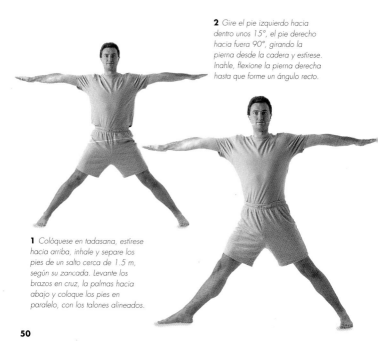

2 *Gire el pie izquierdo hacia dentro unos 15°, el pie derecho hacia fuera 90°, girando la pierna desde la cadera y estírese. Inahle, flexione la pierna derecha hasta que forme un ángulo recto.*

1 *Colóquese en tadasana, estírese hacia arriba, inhale y separe los pies de un salto cerca de 1.5 m, según su zancada. Levante los brazos en cruz, la palmas hacia abajo y coloque los pies en paralelo, con los talones alineados.*

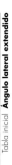

3 *Mantenga el tronco hacia el frente y los brazos extendidos a la altura de los hombros, estírese y flexione el tronco hacia la derecha, colocando la mano derecha junto al tobillo. El brazo izquierdo se extiende verticalmente.*

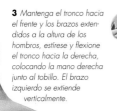

Su zancada

Hay varias posturas que requieren que separe sus pies de un salto entre 1 y 1,5 m, pero esta separación depende de la longitud de sus piernas: 90–110 cm es lo normal para una persona bajita, 120–140 cm para una persona de piernas largas.

4 *Rote el brazo izquierdo hacia la derecha y llévelo hacia la cabeza, hasta que casi toque la oreja y el lado izquierdo del cuerpo forme una línea desde los pies a los dedos. Mire hacia arriba y aguante 10–15 seg.*

Repetir y terminar

Mire al frente, levante el tronco, estire la pierna derecha y gire los pies hacia delante.

Repita los pasos 2 y 3 flexionándose hacia la izquierda.

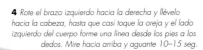

Estiramientos laterales

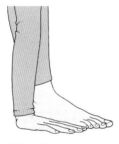

Mejorar la postura
*Cuando flexione la rodilla en el paso
2, la espinilla tiene que formar un
ángulo de 90° con el suelo. Cuando
se flexione en el paso 3, coloque la
mano derecha paralela al pie.*

La postura del ángulo lateral
extendido, descrita en las pág.
50–51, estira ambos lados del
cuerpo. Para un mayor beneficio debe
mantener el estiramiento del paso 1
cuando inhala y se estira hacia arriba
desde las ingles y el esternón hasta la
punta de los dedos.

Preste atención a la colocación de
sus pies en el paso 2. Gire ligeramente
hacia dentro los dedos del pie
izquierdo, presionando la parte exterior
del pie contra el suelo y elevando el
arco, estirando la pierna izquierda
hacia arriba y girándola hacia afuera
desde la cadera para que mire al
frente. Empuje con los muslos hacia
atrás, rote la pierna derecha hacia
fuera desde la cadera, poniendo el pie
derecho en ángulo recto con el tronco y
perpendicular al otro pie.

Flexión lateral

Mantenga el estiramiento hacia
arriba y las piernas hacia fuera
mientras se flexiona desde las caderas
hacia la derecha. Conserve el tronco
hacia el frente cuando extienda el
costado derecho a lo largo del muslo y
coloque la mano derecha junto al tobillo
justo debajo de la rodilla. Si le cuesta
llegar al suelo, apoye el codo contra el
muslo y la mano sobre un bloque o un
libro grueso colocado en el suelo junto
al tobillo. Cuando estire el brazo
izquierdo, gírelo a la derecha. El lado
izquierdo del cuerpo formará una línea
desde el pie, sobre la pierna estirada, la
cadera, el costado y el brazo estirado.

Puntos a observar

• Mantenga la cabeza, hombros, tronco y caderas alineados. No deje que los hombros y el tronco se inclinen hacia delante.

• Cuando gire los pies, rote la pierna en la misma dirección desde la cadera. Los pies, piernas y rodillas apuntan en la misma dirección.

Análisis del ángulo lateral extendido
Perfeccione los detalles del paso 4 del ángulo lateral extendido, pág. 51.

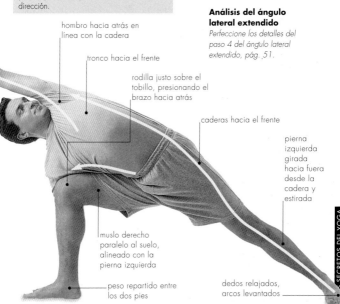

hombro hacia atrás en línea con la cadera

tronco hacia el frente

rodilla justo sobre el tobillo, presionando el brazo hacia atrás

caderas hacia el frente

pierna izquierda girada hacia fuera desde la cadera y estirada

muslo derecho paralelo al suelo, alineado con la pierna izquierda

peso repartido entre los dos pies

dedos relajados, arcos levantados

FLEXIÓN HACIA DELANTE

Después de las dos posturas anteriores es necesario hacer algo relajante, como estas flexiones hacia delante especialmente adecuadas para relajar la espalda y descansar.

Flexión hacia delante de rodillas

1 *Póngase de rodillas con los pies juntos y las rodillas separadas unos 30 cm y siéntese sobre los talones. Repose las manos en el suelo junto a las caderas.*

2 *Sin levantar los glúteos de los tobillos y flexionándose desde las caderas, estire los brazos hacia delante, con el pecho sobre los muslos, la frente sobre la colchoneta y las manos con las palmas sobre la colchoneta frente a su cabeza. Relaje los brazos. Aguante 20 seg. o más respirando con normalidad. Después, levante el tronco y los brazos hasta quedar de rodillas.*

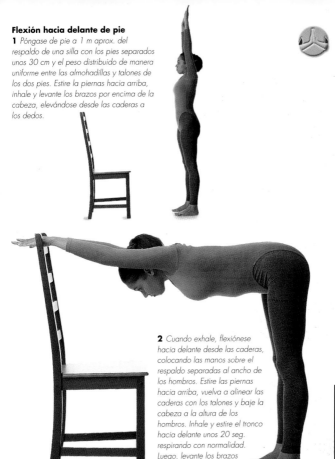

Flexión hacia delante de pie

1 *Póngase de pie a 1 m aprox. del respaldo de una silla con los pies separados unos 30 cm y el peso distribuido de manera uniforme entre las almohadillas y talones de los dos pies. Estire la piernas hacia arriba, inhale y levante los brazos por encima de la cabeza, elevándose desde las caderas a los dedos.*

2 *Cuando exhale, flexiónese hacia delante desde las caderas, colocando las manos sobre el respaldo separadas al ancho de los hombros. Estire las piernas hacia arriba, vuelva a alinear las caderas con los talones y baje la cabeza a la altura de los hombros. Inhale y estire el tronco hacia delante unos 20 seg. respirando con normalidad. Luego, levante los brazos y el tronco y quédese un momento en tadasana.*

Añadir flexiones hacia delante

Las flexiones hacia delante calman la mente y descansan el cuerpo. Colocan la cabeza al nivel o por debajo del tronco, lo cual se cree que refresca los nervios. Contrarrestan los efectos compresores de la gravedad sobre la columna, estirándola y separando las vértebras. La flexión hacia delante de rodillas puede servir contra el dolor de espalda si se pasa casi todo el día de pie.

Si al principio le cuesta estar de rodillas, apóyelas sobre una manta doblada. Puede realizar esta postura con las rodillas y pies juntos, pero el separar las rodillas ayuda a mantener los glúteos sobre los talones y la frente sobre la colchoneta. Si al principio no lo consigue, apoye la cabeza sobre una manta doblada y, si es necesario, ponga otra sobre los talones para sentarse en ella. La rigidez de las rodillas, caderas y columna disminuirá pronto, haciéndolo innecesario.

Análisis de la flexión de rodillas

Una vez domine los pasos de la flexión hacia delante de rodillas, pág. 54, perfeccione estos detalles.

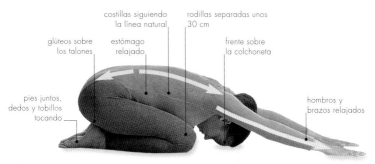

costillas siguiendo la línea natural

glúteos sobre los talones

estómago relajado

rodillas separadas unos 30 cm

frente sobre la colchoneta

pies juntos, dedos y tobillos tocando

hombros y brazos relajados

Flexionarse desde las caderas

La flexión hacia delante de pie, pág. 55, relaja los músculos y tendones de detrás de los muslos, pero ya que sólo se flexiona hasta la altura de las caderas, no los estirará muy lejos ni muy rápido. Es esencial que se doble desde las caderas, así que elija una silla (o una mesa) de una altura adecuada. Si es demasiado alta, los tendones no se estirarán bien, y si es demasiado baja, tenderá a doblarse por la cintura. Estire las piernas lo que pueda sin sentir dolor.

Análisis de la flexión de pie

Los puntos siguientes le ayudarán a mejorar la flexión hacia delante de pie, pág. 55.

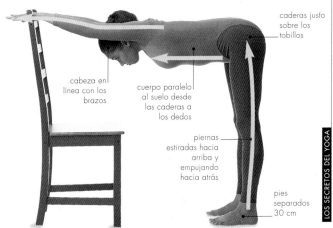

caderas justo sobre los tobillos

cabeza en línea con los brazos

cuerpo paralelo al suelo desde las caderas a los dedos

piernas estiradas hacia arriba y empujando hacia atrás

pies separados 30 cm

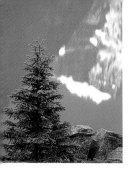

EL ÁRBOL

Intentar alcanzar un equilibrio perfecto es fundamental para todos los aspectos del yoga. Puede que se tambalee la primera vez que realice la **vrksasana**, postura del árbol, pero con perseverancia en seguida notará que su tobillos y piernas se fortalecen y mejora el equilibrio. Tener una mayor seguridad en su equilibrio le dará un mayor aplomo. Esta postura también estira el cuerpo desde los pies a la cabeza y brazos, tonificando los músculos de las piernas, elevando la columna e irgiendo la espalda.

1 *Colóquese en tadasana, estirándose hacia arriba. Cargue el peso sobre la pierna izquierda, gire la pierna derecha hacia afuera y doble la rodilla, sujetando el tobillo con la mano.*

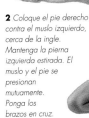

2 *Coloque el pie derecho contra el muslo izquierdo, cerca de la ingle. Mantenga la pierna izquierda estirada. El muslo y el pie se presionan mutuamente. Ponga los brazos en cruz.*

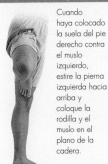

Cuando haya colocado la suela del pie derecho contra el muslo izquierdo, estire la pierna izquierda hacia arriba y coloque la rodilla y el muslo en el plano de la cadera.

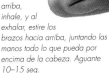

3 *Gire las palmas hacia arriba, inhale, y al exhalar, estire los brazos hacia arriba, juntando las manos todo lo que pueda por encima de la cabeza. Aguante 10–15 seg.*

Repetir y terminar
Baje los brazos, baje la pierna derecha y quédese en tadasana. Transfiera el peso a la pierna derecha y repita los pasos 1 a 3, colocando el pie izquierdo contra el muslo derecho. Después, baje los brazos y la pierna y descanse.

Mejorar el equilibrio

Para poder mantener el equilibrio en la postura del árbol, pág. 58–59, es necesario estirarse bien en tadasana. Cuando transfiera el peso a la pierna sobre la va a apoyarse, estire aún más dicha pierna. La rigidez de los huesos de la cadera hará que al principio sea difícil levantar el pie hasta la ingle, pero puede ayudarse con una cinta para mantenerlo elevado. Con el tiempo las articulaciones cederán. Aunque usar la cinta impide levantar los 2 brazos, le permite estar recto/a durante el estiramiento.

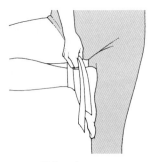

Mejorar la postura

Si tiene problemas para mantener el pie contra el muslo o si el brazo no le llegan para sujetar el tobillo, coloque una cinta alrededor del tobillo y sujete la cinta con la misma mano.

La clave del equilibrio

La clave para mantener el equilibrio es presionar el pie contra el muslo de la pierna estirada, cerca de la ingle, y el muslo contra el talón y la suela del pie. Imagine que el pie y el interior del muslo tienen un imán que los atrae. Extender el isquión hacia la colchoneta y fijar la mirada sobre algún objeto a la altura de los ojos también ayuda a mantener el equilibrio.

Sacar el mayor partido

Una vez esté en equilibrio, levante los brazos a la altura de los hombros con las palmas hacia abajo (si una mano sujeta la cinta, coloque la otra en la cadera). Mantenga la cabeza alta y gire las palmas hacia arriba. Mientras exhala, levante los brazos por encima de la cabeza. Respire con normalidad en esa postura, estirándose todo lo posible hacia arriba. Trate de disfrutar.

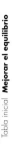

Puntos a observar

• Mantenga el muslo y la rodilla de la pierna doblada en línea con el tronco.

• Mantenga las caderas niveladas y alineadas.

• Mantenga el pubis estirado hacia abajo.

• Cuando estire los brazos hacia arriba, levante el esternón pero no saque las costillas.

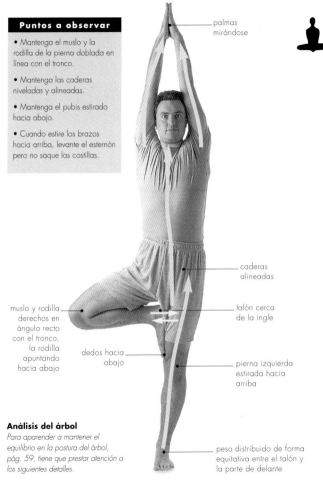

palmas mirándose

caderas alineadas

talón cerca de la ingle

muslo y rodilla derechos en ángulo recto con el tronco, la rodilla apuntando hacia abajo

dedos hacia abajo

pierna izquierda estirada hacia arriba

Análisis del árbol

Para aprender a mantener el equilibrio en la postura del árbol, pág. 59, tiene que prestar atención a los siguientes detalles.

peso distribuido de forma equitativa entre el talón y la parte de delante

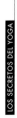

ÁNGULO RECTO

Urdhva prasarita padasana es una postura excelente si tiene fatiga o dolor de pies o piernas o para descansar entre las posturas más complejas del capítulo 4. Algunos expertos la recomiendan contra la flatulencia. Realícela sin apoyarse en la pared si desea tensar los músculos del estómago y rebajar el abdomen.

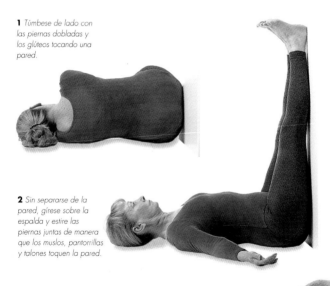

1 *Túmbese de lado con las piernas dobladas y los glúteos tocando una pared.*

2 *Sin separarse de la pared, gírese sobre la espalda y estire las piernas juntas de manera que los muslos, pantorrillas y talones toquen la pared.*

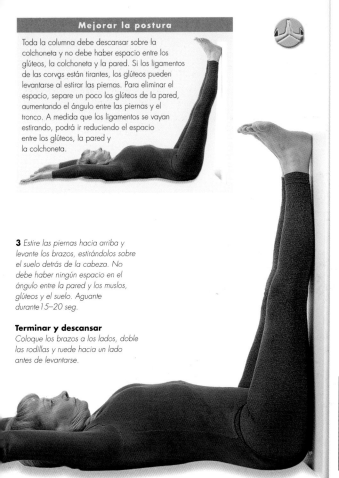

Mejorar la postura

Toda la columna debe descansar sobre la colchoneta y no debe haber espacio entre los glúteos, la colchoneta y la pared. Si los ligamentos de las corvas están tirantes, los glúteos pueden levantarse al estirar las piernas. Para eliminar el espacio, separe un poco los glúteos de la pared, aumentando el ángulo entre las piernas y el tronco. A medida que los ligamentos se vayan estirando, podrá ir reduciendo el espacio entre los glúteos, la pared y la colchoneta.

3 Estire las piernas hacia arriba y levante los brazos, estirándolos sobre el suelo detrás de la cabeza. No debe haber ningún espacio en el ángulo entre la pared y los muslos, glúteos y el suelo. Aguante durante 15–20 seg.

Terminar y descansar
Coloque los brazos a los lados, doble las rodillas y ruede hacia un lado antes de levantarse.

Terminar con relajación

La postura más relajante de todas es la del cadáver, **savasana I**. Relaja los músculos tras los estiramientos y descansa la mente, tras haberse concentrado en cada movimiento. Se empieza estirando la espalda, las piernas, los pies, los brazos y las manos. Después, se cierran los ojos y se centra la mente en la parte del cuerpo que se esté intentado relajar: los músculos de las extremidades y las articulaciones, del estómago y la columna, de la mandíbula, la cara y alrededor de los ojos. Concentrarse en cada parte del cuerpo que se va relajando y mantener una respiración lenta y rítmica, ayuda a conservar la mente libre de pensamientos invasivos que podrían provocar tensión.

Antídoto contra el estrés

La serie de ejercicios debería terminar con unos minutos de relajación completa del cuerpo y la mente en savasana I. De este modo se prepará física y mental mente para reincorporarse a la vida diaria. Estas posturas pueden ser un antídoto contra el estrés y la tensión. Pasar de 5 a 10 min. en savasana despeja la mente y ayuda a afrontar situaciones difíciles.

Análisis del cadáver
Siga los pasos de savasana I al revés, compruebe estos detalles y concentre la mente en la respiración y en relajar cada parte del cuerpo.

talones juntos,
pies relajados

piernas
estiradas y
juntas, cayendo
a los lados

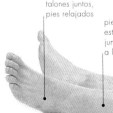

1 *Siéntese con las piernas juntas, las rodillas dobladas y las manos en el suelo junto a las caderas. Túmbese de espaldas descendiendo la columna despacio hasta que la cabeza toque la colchoneta. Estire el isquión hacia abajo, estirando las piernas despacio y juntando los pies.*

Columna estirada, vertebra por vertebra

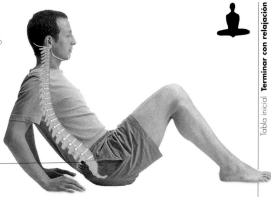

2 *Levante la cabeza para comprobar que las piernas y el cuerpo están alineados y luego bájela en línea con el tronco. Junte y estire las piernas con los pies juntos y los dedos hacia arriba y luego deje caer las piernas. Rote los hombros hasta que las palmas miren hacia arriba. Estírelos y después relájelos, cierre los ojos y relaje todo el cuerpo poco a poco.*

palmas hacia arriba

brazos descansando a los lados cerca del cuerpo

cabeza en línea con el cuerpo

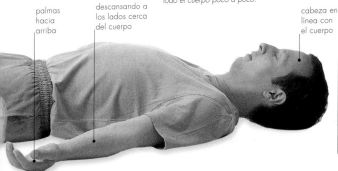

POSTURAS
CLÁSICAS

Cuando se haya familiarizado con las posturas básicas del capítulo 3, puede pasar a aprender otras nuevas. Este capítulo ilustra y muestra paso a paso cómo realizar 40 posturas clásicas. Las seis categorías principales: posturas de pie y sentadas, de suelo, de torsión sentadas, flexiones hacia atrás e invertidas, forman una sucesión, y el capítulo termina con algunos ejercicios distendidos para los hombros y manos.

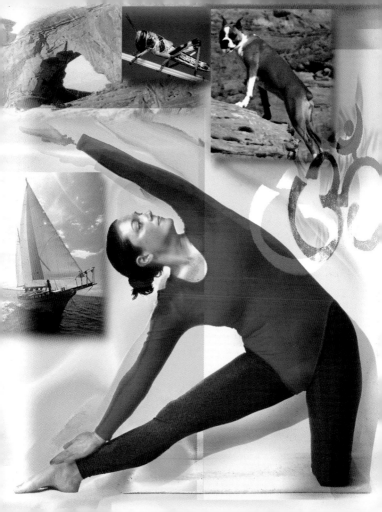

Progresar

Las 10 posturas del capítulo 3 son la base de muchas asanas. Según vaya progresando, aprenderá otras nuevas, pero no deje de practicar las que aprendió primero. Gente que lleva años practicando yoga sigue trabajando en mejorar la tadasana. Cada postura es un aprendizaje continuo.

Posturas de pie

No es necesario que practique cada postura en el orden dado, pero los principiantes deben empezar con algunas de las posturas de pie, pág. 70–105, porque aumentan la resistencia y la flexibilidad. Si acaba de sufrir una enfermedad, le conviene practicar las posturas de pie más fáciles (indicadas con un icono azul claro en la esquina superior derecha de la página), apoyándose en una pared. No es recomendable intentar aguantar la postura cada vez más. Lo mejor es aguantar la postura de 5 a 10 seg., descansar y repetirla. Así obtendrá un avance constante.

Práctica holística

Todas las posturas de yoga trabajan todo el cuerpo, de forma que si, p. ej., sus hombros están tensos, no necesita repetir todo el tiempo posturas de hombros. Las posturas de pie, sentadas o en el suelo también le ayudarán.

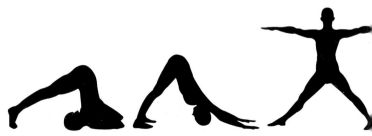

Las posturas sentadas y en el suelo que siguen a las de pie requieren un mayor esfuerzo al principio. No se exceda intentando adoptarlas, dese tiempo para ganar flexibilidad y fuerza y siéntase satisfecho con hacerlo lo mejor que pueda. En el yoga no hay metas concretas. Intente estirarse y extenderse de forma gradual y si le parece que una parte de su cuerpo se resiente con una postura, pare y realice otras posturas más fáciles hasta que aumente su flexibilidad.

Apoyo y protección

Aprenda cada postura siguiendo los pasos de las fotografías a color.

Las páginas en blanco y negro que les siguen, analizan la postura. Le ayudan a conseguir adoptarla usando bloques de espuma, mantas dobladas o guías de teléfono, para apoyar la espalda o descansar el peso, y cintas para los estiramientos. Utilice siempre mantas dobladas o bloques de espuma para las posturas invertidas, pág. 186–93. Para ponerse de pie tras una postura de suelo, túmbese de lado antes de levantarse para no forzar la espalda. Tenga en cuenta estas advertencias, pero no se limite a una serie reducida de posturas. Atrévase y verá todo lo que puede conseguir.

Explorar las posturas
Atrévase a probar nuevas posturas, por muy difíciles que parezcan. Unas le resultarán muy sencillas y otras le costarán más.

PIERNAS EXTENDIDAS

Estas 2 posturas sirven para extender las extremidades al máximo para mejorar el equilibrio y fortalecer las piernas. Son versiones con ayuda para principiantes, por lo que necesitará algún mueble robusto o un alféizar a una altura adecuada para poder apoyar el talón de la pierna en alto.

Utthita hasta padangusthasana I

1 *Póngase en tadasana a aprox. 1 m del alféizar o la silla, estire las piernas y la columna hacia arriba, doble la pierna derecha y coloque el tobillo derecho sobre la silla o alféizar.*

2 *Coloque una cinta alrededor del pie derecho y, agarrándola con las 2 manos, póngase recto con los brazos estirados. Estire la pierna izquierda hacia arriba y la derecha presionando con el pie contra la cinta. Aguante durante 20 seg.*

Repetir y terminar

Retire la cinta y baje la pierna derecha. *Estírese hacia arriba unos segundos y repita los pasos 1 y 2, levantando esta vez la pierna izquierda.*

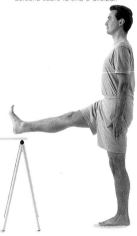

Utthita hasta padangusthasana II

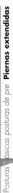

1 *Póngase de pie a 1 m frente a la silla o alféizar, gírese hacia la izquierda y estírese hacia arriba. Transfiera el peso a la pierna izquierda, doble la derecha y gírela desde la cadera para colocar el talón sobre la superficie.*

2 *Coloque la cinta alrededor del pie derecho y sujete ambos extremos con la mano derecha. Yérgase mirando al frente, estire el brazo derecho y levante el izquierdo a la altura del hombro. Aguante 10–15 seg.*

Repetir y terminar

Retire la cinta y baje la pierna derecha, estírese hacia arriba y repita los pasos 1 y 2, levantando la pierna izquierda. Descanse y repita la postura con la derecha y luego con la izquierda.

Ejercitar las piernas

Para la padangusthasana I y II, pág. 70–71, necesita encontrar un mueble robusto o un alféizar a la altura adecuada para colocar el pie: lo suficientemente alto para poder estirar las piernas al nivel de las caderas, pero no tan alto que no pueda estirarlas. Algunas personas pueden levantar las piernas muy arriba, así que primero haga la prueba. Colóquese a 1 m, póngase recto/a, levante el pie con la rodilla doblada y coloque el talón encima del mueble o alféizar. Intente estirar la pierna. Si no puede, es demasiado alto. A medida que coja práctica, tendrá que ir aumentando la altura, p. ej., con libros. Si utiliza el respaldo de una silla, coloque el asiento contra una pared.

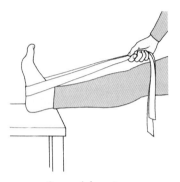

Conseguir la postura

Si coloca una cinta alrededor del arco del pie en alto, podrá ayudarle a estirarse presionando con el pie contra ella, los dedos hacia arriba.

Puntos a observar

- Mantenga estirada la pierna sobre la que se apoya con el pie hacia delante.

- Mantenga el tronco y las caderas hacia delante y las caderas niveladas.

- Tire del isquión hacia abajo y elévese desde las ingles.

Avanzar

Puede ir avanzando progresivamente a niveles más avanzados de estas posturas. A medida que la piernas ganen flexibilidad, podrá levantar la pierna sin ayuda de la silla o la cinta. Al final, puede que llegue a levantar el pie a la altura del hombro y mantener la pierna recta, sujetando el dedo pulgar con la mano. No obstante, puede tardar años en conseguirlo.

Análisis de los estiramientos con las piernas extendidas

Aunque sólo aparece ilustrada la postura utthita hasta padangusthasana II, pág. 71, estos detalles sirven también de ayuda para mantener el equilibrio en utthita hasta padangusthasana I, pág. 70.

cabeza erguida

tronco hacia delante, pecho abierto

brazo estirado en línea con el hombro

brazo derecho estirado, mano sujetando la cinta

cadera derecha a la altura de la izquierda,

pierna derecha girada hacia afuera desde la cadera, espinilla y dedos hacia arriba

pierna izquierda presionando hacia atrás y estirada hacia arriba

EJERCITAR LA ESPALDA

Estas posturas giran y extienden la columna para que gane flexibilidad. La postura de pie introduce las torsiones, que hacen rotar las vértebras, y la **uttanasana I**, flexiona la columna hacia delante (antes de adoptar las posturas, lea atentamente la nota de la pág. 9). Juntas proporcionan un estiramiento intenso y gratificante de la columna.

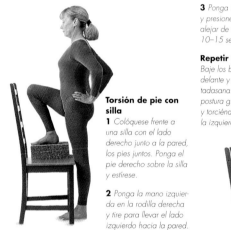

Torsión de pie con silla

1 Colóquese frente a una silla con el lado derecho junto a la pared, los pies juntos. Ponga el pie derecho sobre la silla y estírese.

2 Ponga la mano izquierda en la rodilla derecha y tire para llevar el lado izquierdo hacia la pared.

3 Ponga la mano derecha contra la pared y presione con la punta de los dedos para alejar de ella su lado derecho. Aguante 10–15 seg.

Repetir y terminar

Baje los brazos, gírese hacia delante y póngase en tadasana. Repita la postura girando la silla y torciéndose hacia la izquierda.

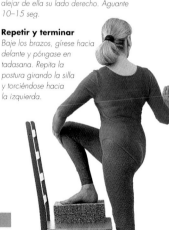

Torsión marichyasana

La postura de esta página, llamada **Marichyasana** porque se basa en un ejercicio inventado por el sabio Marichi, ejercita la columna torciéndola. Coloque una silla con el asiento tocando la pared, ponga encima 2 bloques de espuma o guías de teléfono también tocando la pared y apoye el pie encima.

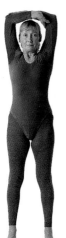

2 *Eleve los codos y flexiónese hacia delante desde las caderas. Estire las piernas hacia arriba y deje que el cuerpo se relaje hacia abajo con la cabeza colgando y baje los codos hacia el suelo. Aguante 10–15 seg., inhale, coloque las manos en las piernas, levante la cabeza y los codos y vaya incorporándose desde las caderas a medida que sube las manos por las piernas hasta quedar en tadasana.*

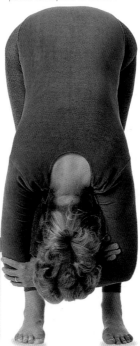

Flexión hacia delante de pie

1 *Póngase de pie con los pies paralelos al ancho de las caderas y el peso repartido uniformemente. Estírese hacia arriba levantando los brazos por encima de la cabeza. Doble los codos y sujete los brazos justo por encima de los codos.*

Uttanasana I

Cuando le resulte fácil realizar la flexión hacia delante de pie simple del capítulo 3, pase a la **uttanasana I**, la variante algo más complicada que aparece aquí. Ésta estira toda la columna y es un descanso perfecto entre posturas más complejas.

Una columna flexible

El secreto de la torsión es elevarse y estirarse, por lo que debe empezar la torsión sencilla de la pág. 74 poniéndose erguido/a, con la coronilla hacia el techo. Estire al máximo la pierna sobre la que se apoya, hacia arriba y hacia atrás. Estire el isquión hacia abajo y la columna hacia arriba y exhale al girar. El brazo actúa como fulcro mientras que una mano hace palanca contra la pared para alejar de ella un lado del cuerpo y la otra tira de la rodilla para acercar el otro lado. Esta acción combinada ayuda a girar algo más.

Flexionarse hacia delante

Estire al máximo las piernas hacia arriba antes de flexionarse hacia delante en la uttanasana I, pág. 75, elévese desde las caderas y extienda el tronco hacia delante. Estie los brazos mientras los levanta y suba los codos

cuando se sujete los brazos, exhale al flexionarse desde las caderas, no desde la cintura. Es una postura relajante porque el cuerpo cuelga desde las caderas y las piernas son las que trabajan.

hombros y tronco hacia la pared

cabeza ergida

mano izquierda tirando de la rodilla

brazo derecho doblado, yemas presionandola pared

silla junto a la pared

columna elevada y girando a la izquierda

caderas niveladas, la derecha roza la pared

pierna izquierda estirada hacia arriba y presionando hacia atrás

Torsión de pie con silla
Tenga en cuenta estos detalles para conseguir la torsión Marichyasana, pág. 74.

Análisis de la flexión hacia delante de pie

La clave para conseguir la flexión hacia delante de pie, pág. 75, es acordarse de estirar las piernas hacia arriba al máximo y concentrase en los puntos que aparecen aquí. Si tiene una hernia discal u otro problema de espalda, no realice esta postura. En su lugar, siga practicando la variante de la pág. 55.

tronco flexionado desde las caderas, caderas niveladas

cuello relajado, cabeza colgando

manos sujetando la parte superior del brazo opuesto, hombros relajados hacia abajo

pies separados, peso repartido equitativamente

EL GUERRERO II

Virabhadrasana es el nombre del gran guerrero de un poema épico del escritor indio del siglo V, Kalidasa. Hay varias posturas del guerrero. **Virabhadrasana II**, la más simple, desarrolla los músculos de las pantorrillas y muslos y es una buena preparación para otras posturas de pie más avanzadas, sobre todo las flexiones hacia delante.

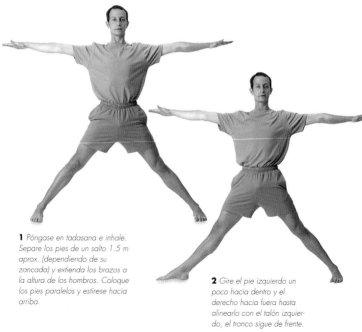

1 Póngase en tadasana e inhale. Separe los pies de un salto 1.5 m aprox. (dependiendo de su zancada) y extienda los brazos a la altura de los hombros. Coloque los pies paralelos y estírese hacia arriba.

2 Gire el pie izquierdo un poco hacia dentro y el derecho hacia fuera hasta alinearlo con el talón izquierdo, el tronco sigue de frente.

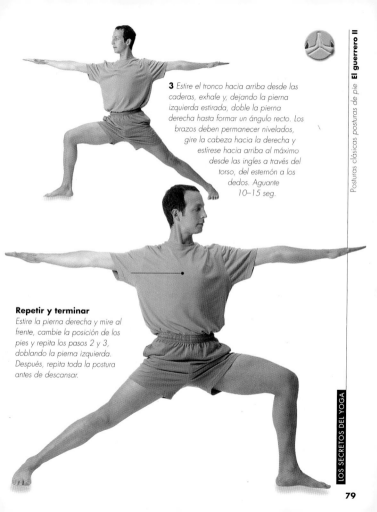

3 Estire el tronco hacia arriba desde las caderas, exhale y, dejando la pierna izquierda estirada, doble la pierna derecha hasta formar un ángulo recto. Los brazos deben permanecer nivelados, gire la cabeza hacia la derecha y estírese hacia arriba al máximo desde las ingles a través del torso, del esternón a los dedos. Aguante 10–15 seg.

Repetir y terminar
Estire la pierna derecha y mire al frente, cambie la posición de los pies y repita los pasos 2 y 3, doblando la pierna izquierda. Después, repita toda la postura antes de descansar.

Elevarse y estirarse

Si ya ha realizado 2 ó 3 veces las 10 posturas del capítulo 3, su piernas se habrán fortalecido y su postura será más firme. Las 2 posturas del guerrero (virabhadrasana II en las pág. 78–79, virabhadrasana I, más avanzada, en las pág. 82–85) fortalecen la parte inferior del cuerpo. Centre su atención en mantener un estiramiento hacia arriba y en cambiar la alineación de las diferentes partes del cuerpo. Tras separar las piernas en el paso 1, los pies deben quedar paralelos y mirando en la misma dirección que las piernas.

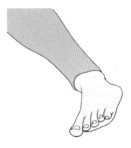

Mejorar la postura

Esta postura requiere una base sólida, de forma que, cuando gire los pies en el paso 2, no levante la parte exterior del pie trasero, como aparece arriba. Si distribuye bien el peso entre los pies, la parte exterior del pie permanece firme sobre el suelo.

Su postura corporal

Levante el cuerpo durante todos los pasos. Póngase erguido/a antes de separar las piernas y pare antes de rotar los pies para estirar las piernas hacia arriba desde el arco a las caderas. Gire la pierna desde la cadera y eleve el tronco desde las ingles. Mantenga el tronco y la cabeza erguidos cuando doble la pierna.

Si es posible, controle su postura en un espejo. El muslo de la pierna doblada debe estar paralelo al suelo y la espinilla debe formar un ángulo de 90° con el suelo. Sienta como se estiran las ingles. Mientras mantiene la postura, eleve el esternón y estírese hacia afuera desde el centro del pecho. Extienda los brazos manteniendo los hombros bajos y nivélelos hasta que formen una línea horizontal a través del cuerpo.

Puntos a observar

• Cuando doble la pierna derecha no permita que la cadera, el hombro izquierdo o la parte izquierda del tronco se vayan hacia delante o abajo y viceversa. Échelos hacia atrás como presionándolos contra la pared.

• Mantenga los hombros y los brazos presionando hacia atrás, de manera que formen una línea recta.

• Mantenga el cóccix hacia dentro y el isquión hacia abajo.

Análisis del guerrero II
Para una postura perfecta, preste atención a estos detalles en el paso 3 del guerrero II, pág. 79

Posturas clásicas posturas de pie **Elevarse y estirarse**

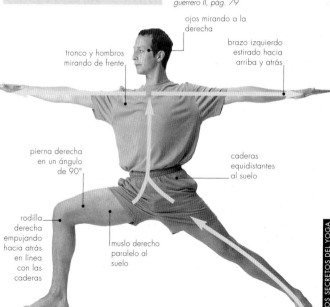

ojos mirando a la derecha

brazo izquierdo estirado hacia arriba y atrás

tronco y hombros mirando de frente

pierna derecha en un ángulo de 90°

caderas equidistantes al suelo

rodilla derecha empujando hacia atrás en línea con las caderas

muslo derecho paralelo al suelo

LOS SECRETOS DEL YOGA

81

EL GUERRERO I

Virabhadrasana I es una postura fortalecedora y dinámica en la que se gira el tronco hacia los lados. Estira las articulaciones entre las vértebras, restableciendo la flexibilidad natural de la columna. Se recomienda por su eficacia para eliminar la rigidez de espalda, hombros y cuello.

1 *De pie en tadasana, inhale y separe los pies de un salto 1,5 m aprox., dependiendo de su zancada, a la vez que pone los brazos en cruz. Estírese hacia arriba y de los dedos de una mano a los de la otra.*

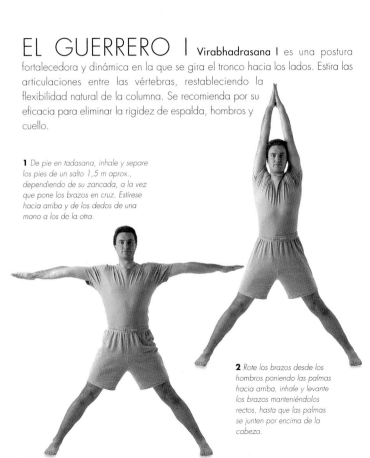

2 *Rote los brazos desde los hombros poniendo las palmas hacia arriba, inhale y levante los brazos manteniéndolos rectos, hasta que las palmas se junten por encima de la cabeza.*

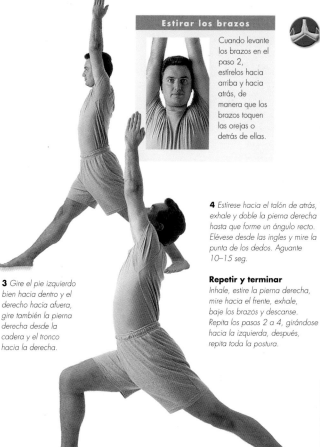

Estirar los brazos

Cuando levante los brazos en el paso 2, estírelos hacia arriba y hacia atrás, de manera que los brazos toquen las orejas o detrás de ellas.

4 Estírese hacia el talón de atrás, exhale y doble la pierna derecha hasta que forme un ángulo recto. Elévese desde las ingles y mire la punta de los dedos. Aguante 10–15 seg.

Repetir y terminar

Inhale, estire la pierna derecha, mire hacia el frente, exhale, baje los brazos y descanse. Repita los pasos 2 a 4, girándose hacia la izquierda, después, repita toda la postura.

3 Gire el pie izquierdo bien hacia dentro y el derecho hacia afuera, gire también la pierna derecha desde la cadera y el tronco hacia la derecha.

Elevar los brazos

El guerrero I es una de las muchas posturas que animan a flexionar, extender y rotar los brazos más allá de lo esperado. Se empieza estirando los brazos a la altura de los hombros. Debe ser un estiramiento potente, empezando desde el esternón, a través del hombro y la axila, a lo largo del brazo, hasta la punta de los dedos. Para llegar más lejos en esta postura, no obstante, hay que rotar los brazos estirados 180° hacia atrás desde los hombros, hasta que las palmas miren hacia el techo, antes de levantarlos por encima de la cabeza.

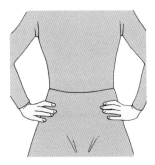

Evitar forzar la espalda

Si tiene una hernia discal u otro problema más grave, realice esta postura sin levantar los brazos por encima de la cabeza. Mantenga las manos en las caderas para que pueda trabajar en la flexibilidad de la columna sin forzar la espalda.

Una buena elevación

La elevación de los brazos es un movimiento enérgico que implica estirar más que los brazos. Ésta empieza a los lados de las costillas, levantando la caja torácica, y estira las axilas, la parte superior de los brazos, la articulación de los codos, los antebrazos y las manos . Procure estirar los brazos hacia atrás hasta las orejas o detrás de ellas y junte las manos todo lo posible por

encima de la cabeza.

Esta elevación de los brazos debe ser la culminación de todo un movimiento de elevación que empieza en el arco del pie trasero, estira la parte interior de la pierna trasera hasta la ingle, pasando a las caderas y el tronco, hasta llegar al cuello y la coronilla. Finalmente, levante la cabeza para mirar la punta de los dedos.

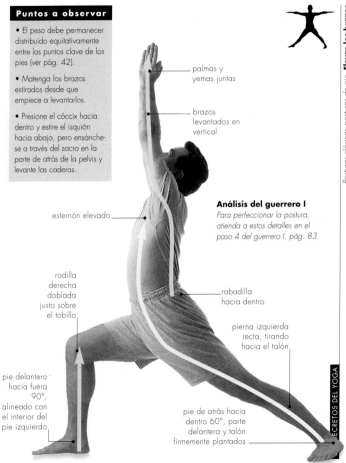

• El peso debe permanecer distribuido equitativamente entre los puntos clave de los pies (ver pág. 42).

• Mantenga los brazos estirados desde que empiece a levantarlos.

• Presione el cóccix hacia dentro y estire el isquión hacia abajo, pero ensánchese a través del sacro en la parte de atrás de la pelvis y levante las caderas.

palmas y yemas juntas

brazos levantados en vertical

esternón elevado

Análisis del guerrero I

Para perfeccionar la postura, atienda a estos detalles en el paso 4 del guerrero I, pág. 83.

rodilla derecha doblada justo sobre el tobillo

rabadilla hacia dentro

pierna izquierda recta, tirando hacia el talón

pie delantero hacia fuera 90°, alineado con el interior del pie izquierdo

pie de atrás hacia dentro 60°, parte delantera y talón firmemente plantados

LA MEDIA LUNA
La grácil postura **ardha chandrasana** se asemeja a la media luna, de ahí su nombre. Irradia armonía y mejora el equilibrio y la coordinación. Todas las posturas de pie fortalecen las piernas, pero esta postura, si se practica con regularidad, es especialmente beneficiosa para aquellos/as con rodillas y tobillos débiles.

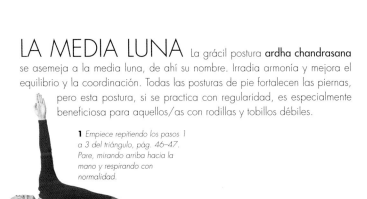

1 *Empiece repitiendo los pasos 1 a 3 del triángulo, pág. 46–47. Pare, mirando arriba hacia la mano y respirando con normalidad.*

2 *Gire la cabeza hacia el frente, apoye el brazo izquierdo sobre el costado, exhale, doble la pierna derecha y lleve el pie izquierdo más cerca del derecho.*

3 *Coloque la mano derecha a unos 30 cm más allá del pie derecho y algo detrás de éste. Durante una exhalación levante la pierna izquierda a la altura de la cadera, ponga recta la pierna derecha. Levante el brazo izquierdo con la palma hacia el frente, en línea con el brazo derecho, y mire hacia los dedos. Aguante 10–15 seg. respirando normalmente, luego gire la cabeza hacia el frente, doble la rodilla derecha y vuelva al triángulo.*

Comprobar la alineación

Practique esta postura contra una pared –representada por el recuadro a color– ya que ayuda a alinear los hombros, tronco, caderas y piernas, y a mantener el equilibrio .

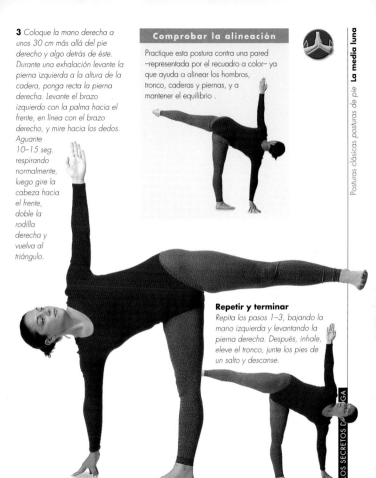

Repetir y terminar
Repita los pasos 1–3, bajando la mano izquierda y levantando la pierna derecha. Después, inhale, eleve el tronco, junte los pies de un salto y descanse.

Equilibrio y porte

La media luna es una asana del segundo nivel que comienza con el triángulo (ver pág. 46–47) y pasa a un equilibrio sobre una mano y un pie. Pare en la postura del triángulo y concéntrese en el estiramiento y la alineación. Respire con normalidad y mantenga las dos piernas y lados del tronco estirados hacia arriba.

Transferir el peso

La transferencia del peso a una sola pierna marca la transición entre el triángulo y la media luna, paso 2. Realice esta transición lentamente, distribuyendo el peso uniformemente entre los 4 puntos clave de la planta del pie (ver pág. 42). Al levantar la pierna izquierda, se transfiere otro peso a la pierna derecha. Gire la pierna hacia fuera mientras la levanta, de forma que la rodilla mire al frente.

Centrarse en el equilibrio

Pare para equilibrarse estirando la pierna de apoyo fuertemente hacia arriba y la pierna levantada hacia la

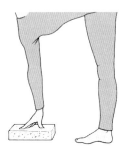

Mejorar la postura
Si no puede bajar la mano hasta el suelo, apóyela sobre un bloque de espuma o una guía telefónica.

izquierda, hacia el pie estirado. Fijar la mirada en la mano elevada también ayuda a mantener el equilibrio.
El ángulo que forma la parte de abajo del cuerpo se refleja en la parte de arriba al estirar el brazo verticalmente en línea con el otro. Pare, gire toda la parte superior del tronco hacia arriba y atrás y meta la rabadilla, después estire el tronco desde las ingles a la cabeza. Siga este movimiento girando la cabeza para mirar hacia arriba, en línea con el tronco.

Análisis de la media luna

Abajo se detalla el paso 3 de la postura de la media luna, pág. 87. Si puede, practique delante de un espejo y compruebe estos puntos.

Puntos a observar

• Mantenga los hombros y el brazo levantados hacia atrás, formando una línea recta con el brazo en el que se apoya.

• No permita que la parte de arriba del tronco se vaya hacia delante. Échela hacia atrás presionando contra la pared.

• Mantenga el cóccix hacia dentro y no deje que los glúteos sobresalgan.

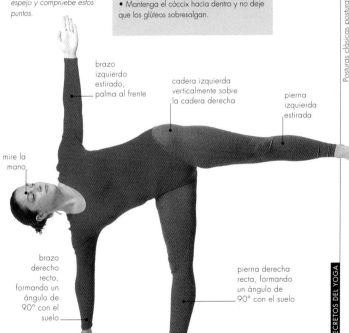

brazo izquierdo estirado, palma al frente

cadera izquierda verticalmente sobre la cadera derecha

pierna izquierda estirada

mire la mano

brazo derecho recto, formando un ángulo de 90° con el suelo

pierna derecha recta, formando un ángulo de 90° con el suelo

LA SILLA

Utkatasana es un antídoto contra los efectos de una mala postura, ya que consiste en sentarse en el aire, en equilibrio sobre los pies y usando los propios músculos como apoyo. La traducción literal de la palabra sánscrita "utkatasana" es "postura fuerte", una buena descripción ya que fortalece las pantorrillas, los tobillos, los glúteos y los muslos.

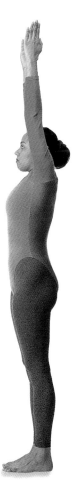

1 *De pie en tadasana con los pies juntos, inhale, levante los brazos por encima de la cabeza y estírese hacia arriba.*

Cabeza y brazos

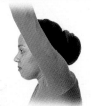

Intente mantener los brazos estirados hacia arriba y los codos en línea con las orejas. Mantenga la mirada nivelada y hacia el frente.

2 *Durante una exhalación, doble los tobillos, las rodillas y las caderas, y baje como si fuera a sentarse en una silla, manteniendo los talones en el suelo. Aguante 10–15 seg. estirándose desde las caderas.*

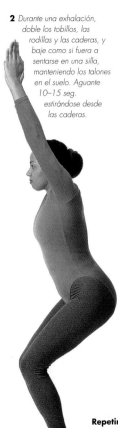

Manos y brazos

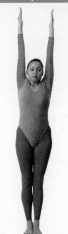

Al principio basta con que levante las manos directamente por encima de la cabeza, como aparece arriba, pero según vaya progresando, junte las manos todo lo que pueda hasta que las palmas se toquen.

Repetir y terminar
Estire las piernas y baje los brazos a los lados. Esté un momento en tadasana y repita la postura.

Fortalecer las piernas

La inusual colocación de la columna y la pelvis en la postura de la silla, pág. 91, hace que los músculos de los muslos, pantorrillas y pies carguen con el peso del cuerpo. Ejercita el potente cuádriceps de los muslos y los músculos de las pantorrillas. Aunque utilizamos estos músculos para sentarnos, estar de pie, correr o subir las escaleras, muchos nos olvidamos de estirarlos y ejercitarlos, y nuestras piernas están más débiles de lo que creemos, como comprobamos dolorosamente, p. ej., esquiando. La postura de la silla es un ejercicio excelente para esquiadores y equitadores, ya que incrementa la tonificación y estiramientos alcanzados con las posturas de pie.

Formar diagonales

En esta postura los brazos, el tronco, los muslos y las pantorrillas forman una sucesión de diagonales. Dado que el cuerpo está flexionado como para asentarse, el tronco se inclina en diagonal, pero la columna está recta.

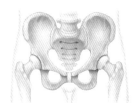

Alineación de la pelvis

No meta el cóccix pero imagine que estira el sacro y el isquión de la base de la pelvis hacia el suelo. A su vez, levante las caderas hacia el frente.

La silla depende de una lineación correcta del cinturón pélvico, que no debe estar metido hacia delante ni sacado hacia atrás. Si siente que la parte inferior del cuerpo está rígida, al principio separe los pies unos 30 cm para el paso 1. El estiramiento de los brazos es muy bueno para los hombros, que a menudo están rígidos.

Puntos a observar

- Mantenga los hombros y caderas alineados horizontalmente.

- Deje que el tronco se incline hacia delante desde las caderas, pero con la espalda recta.

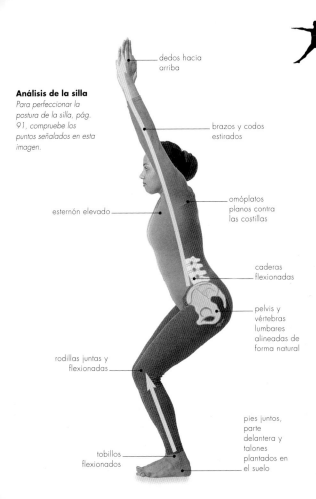

dedos hacia arriba

Análisis de la silla

Para perfeccionar la postura de la silla, pág. 91, compruebe los puntos señalados en esta imagen.

brazos y codos estirados

esternón elevado

omóplatos planos contra las costillas

caderas flexionadas

pelvis y vértebras lumbares alineadas de forma natural

rodillas juntas y flexionadas

tobillos flexionados

pies juntos, parte delantera y talones plantados en el suelo

ESTIRAMIENTO LATERAL

Una flexión hacia delante extendiendo las piernas es una postura adecuada tras la postura de la silla de las páginas anteriores. En **parsvottanasana** el cuerpo se extiende sobre una pierna estirada hacia delante. En realidad, son 2 ejercicios en 1, ya que los brazos se juntan en la espalda en **namaste**, la postura del orador.

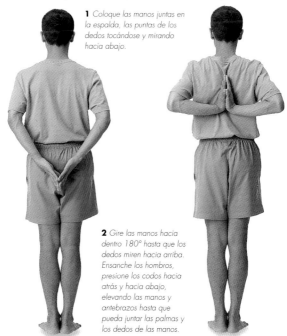

1 *Coloque las manos juntas en la espalda, las puntas de los dedos tocándose y mirando hacia abajo.*

2 *Gire las manos hacia dentro 180° hasta que los dedos miren hacia arriba. Ensanche los hombros, presione los codos hacia atrás y hacia abajo, elevando las manos y antebrazos hasta que pueda juntar las palmas y los dedos de las manos.*

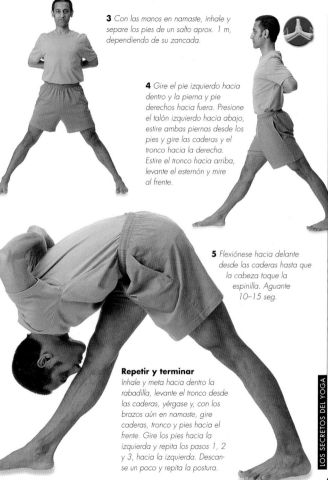

3 *Con las manos en namaste, inhale y separe los pies de un salto aprox. 1 m, dependiendo de su zancada.*

4 *Gire el pie izquierdo hacia dentro y la pierna y pie derechos hacia fuera. Presione el talón izquierdo hacia abajo, estire ambas piernas desde los pies y gire las caderas y el tronco hacia la derecha. Estire el tronco hacia arriba, levante el esternón y mire al frente.*

5 *Flexiónese hacia delante desde las caderas hasta que la cabeza toque la espinilla. Aguante 10–15 seg.*

Repetir y terminar
Inhale y meta hacia dentro la rabadilla, levante el tronco desde las caderas, yérgase y, con los brazos aún en namaste, gire caderas, tronco y pies hacia el frente. Gire los pies hacia la izquierda y repita los pasos 1, 2 y 3, hacia la izquierda. Descanse un poco y repita la postura.

Estiramiento intenso

Esta postura proporciona al cuerpo un "estiramiento intenso", según indica su nombre en sánscrito. Cuando se flexiona a los lados, estira los músculos y articulaciones de las piernas, las rodillas y las caderas, y los lados del pecho y el abdomen. Al mismo tiempo, la postura del orador de las manos activa los músculos pectorales y los músculos que mueven los hombros y las clavículas.

Colocación de las manos

Esta postura incorpora una colocación especial de las manos llamada namaste, la postura del orador que es más conocida cuando se realiza delante y no en la espalda. Puede que necesite ejercitar un poco las muñecas antes de dar la vuelta a las manos. Cuando tenga los dedos mirando hacia arriba, ensanche los hombros y presione los antebrazos hacia atrás, estirando los codos hacia abajo. Esto le ayudará a elevar los antebrazos y las manos juntas, notará que cuanto más arriba los suba, estirándose al hacerlo, más se abre el pecho. Con la práctica conseguirá que no sólo los dedos, sino toda la palma se toquen.

Estiramiento hacia arriba

Unas piernas fuertes son la base para las flexiones hacia delante, por lo que antes de la flexión debe parar y estirarse de los pies a la cabeza. Levante los arcos de los pies y note como se estiran las piernas, principalmente en la parte de atrás, ya que tiene que mantener el talón apoyado firmemente en el suelo. Compruebe que no tiene una cadera más alta que la otra, ni más adelante o atrás, mantenga los brazos tirando hacia atrás. Levante el tronco desde las caderas, elevando el esternón mientras mira de frente.

Cuando se flexione hacia delante, extienda el tronco alejándolo de las piernas. Sienta cómo se estiran intensamente las piernas. Esto moviliza las articulaciones de las caderas, alisando el abdomen y dando más espacio a los pulmones para respirar.

Puntos a observar

• Mantenga los hombros hacia atrás, la parte superior de los brazos tirando hacia las caderas y las manos presionándose para abrir el pecho al máximo.

• No permita que la cadera derecha se desvíe hacia fuera cuando la pierna derecha esté delante y viceversa. Las caderas deben estar siempre niveladas y en el mismo plano.

Análisis del estiramiento lateral

Cuando domine la colocación de las manos, pase a perfeccionar los siguientes puntos del estiramiento lateral, pág 95.

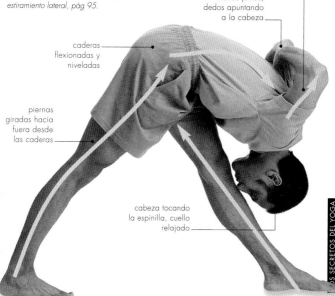

parte superior de los brazos tirando hacia atrás, hacia las caderas

manos juntas, dedos apuntando a la cabeza

caderas flexionadas y niveladas

piernas giradas hacia fuera desde las caderas

cabeza tocando la espinilla, cuello relajado

Posturas clásicas *Posturas de pie* **Estiramiento intenso**

LOS SECRETOS DEL YOGA

EL GRAN ÁNGULO

Estirar las piernas separándolas mucho ejercita los músculos abductores de las caderas. Éstos giran las piernas hacia fuera desde mitad del cuerpo y a veces permanecen en desuso. **Prasarita padottanasana** incrementa la circulación sanguínea del tronco a la cabeza y se cree que ayuda a reducir caderas.

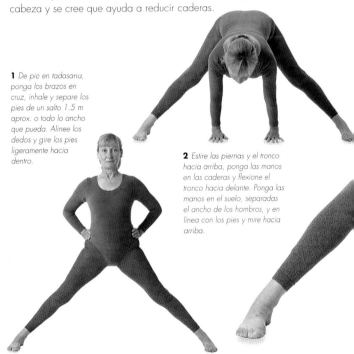

1 *De pie en tadasana, ponga los brazos en cruz, inhale y separe los pies de un salto 1.5 m aprox. o todo lo ancho que pueda. Alinee los dedos y gire los pies ligeramente hacia dentro.*

2 *Estire las piernas y el tronco hacia arriba, ponga las manos en las caderas y flexione el tronco hacia delante. Ponga las manos en el suelo, separadas el ancho de los hombros, y en línea con los pies y mire hacia arriba.*

3 *Estire la columna hacia delante, exhale, doble los codos y manténgalos paralelos, baje la coronilla hasta la colchoneta entre las manos. Aguante 10–15 seg., con los codos hacia dentro.*

Repetir y terminar

Levante la cabeza, estire los brazos, inhale, ponga la espalda recta y levántese. Exhale, junte los pies de un salto, descanse y repita la postura.

Estiramiento hacia abajo

Eleve el tronco desde las caderas antes de flexionarse hacia delante desde las caderas en el paso 2. Ponga la columna recta y eleve el esternón antes de estirarse hacia abajo en el paso 3.

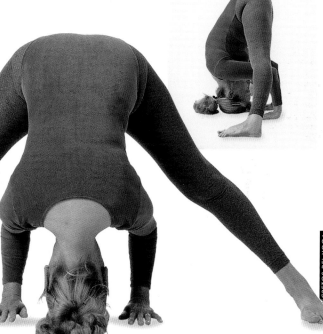

Relajar los ligamentos

Muchas personans encuentran fácil flexionar las caderas para realizar el gran ángulo, pág. 98–99, pero necesitan trabajar las piernas. A los/as bailarines/as les resulta muy sencillo inclinarse hacia delante desde las caderas porque sus ligamentos son flexibles. Si no puede llegar hasta el suelo, coloque la manos sobre bloques de espuma o libros o sobre el asiento de una silla con el respaldo contra una pared.

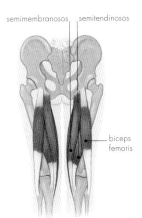

semimembranosos semitendinosos

biceps femoris

Los ligamentos

Detrás del muslo se estiran 3 músculosque enderezan el muslo y dobla y gira la rodilla. 2 tienen largos recubrimientos y tendones (los ligamentos), que los unen a los huesos de la pelvis.

Preparación

Cuando separe los pies de un salto, distribuya el peso del cuerpo de forma uniforme entre los puntos clave de los pies, levante los arcos y los tobillos para que no caigan hacia fuera y estire las piernas hacia arriba. Mantenga los brazos y la columna rectos y el esternón elevado mientras levanta la cabeza en el paso 2.

Ejercitar los ligamentos

Tiene que mantener las piernas elevándose y presionando hacia atrás, sentirá como tira desde los pies a las caderas. Con la práctica, los ligamentos perderán pronto la rigidez y podrá reducir el número de libros o lo que use como apoyo. Sus piernas acabarán siendo lo suficientemente flexibles para llegar con las manos e incluso la cabeza a la colchoneta.

Puntos a observar

• No encurve la espalda cuando se flexione desde las caderas en el paso 2. La columna debe estar algo cóncava (curva hacia dentro).

• Mantenga los codos paralelos y metidos hacia el pecho en el paso 3. No deje que se abran como alas.

• Cuando baje la cabeza hacia el suelo, mantenga el peso sobre los pies estirando las piernas hacia arriba y conservando las caderas y talones alineados.

Análisis del gran ángulo

Conseguir el paso 3 del gran ángulo, pág. 99, requiere practicar con regularidad y observar los siguientes detalles.

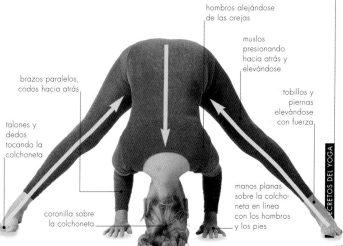

hombros alejándose de las orejas

muslos presionando hacia atrás y elevándose

tobillos y piernas elevándose con fuerza

brazos paralelos, codos hacia atrás

talones y dedos tocando la colchoneta

manos planas sobre la colchoneta en línea con los hombros y los pies

coronilla sobre la colchoneta

TRIÁNGULO INVERTIDO

Parivrtta trikon-asana es una torsión de pie en la que el tronco comienza mirando hacia delante y termina mirando hacia atrás, de ahí que se le suela llamar "triángulo invertido". Es la última de la secuencia de posturas de pie.

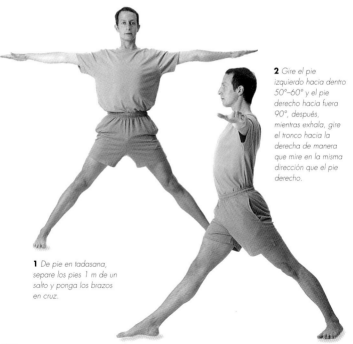

2 *Gire el pie izquierdo hacia dentro 50°–60° y el pie derecho hacia fuera 90°, después, mientras exhala, gire el tronco hacia la derecha de manera que mire en la misma dirección que el pie derecho.*

1 *De pie en tadasana, separe los pies 1 m de un salto y ponga los brazos en cruz.*

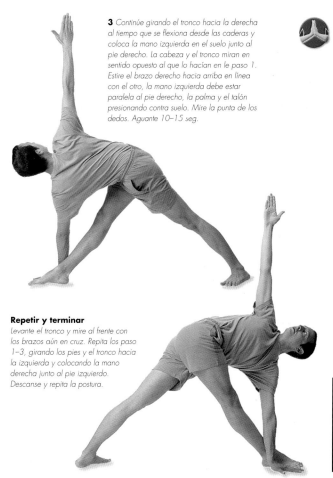

3 Continúe girando el tronco hacia la derecha al tiempo que se flexiona desde las caderas y coloca la mano izquierda en el suelo junto al pie derecho. La cabeza y el tronco miran en sentido opuesto al que lo hacían en le paso 1. Estire el brazo derecho hacia arriba en línea con el otro, la mano izquierda debe estar paralela al pie derecho, la palma y el talón presionando contra suelo. Mire la punta de los dedos. Aguante 10–15 seg.

Repetir y terminar

Levante el tronco y mire al frente con los brazos aún en cruz. Repita los paso 1–3, girando los pies y el tronco hacia la izquierda y colocando la mano derecha junto al pie izquierdo. Descanse y repita la postura.

Girar el tronco

En las posturas de triángulo de las páginas 46–49 el tronco permanece mirando hacia delante mientras se flexiona hacia la izquierda o la derecha colocando una mano en el suelo junto al pie de delante. En el triángulo invertido, pág. 102–103, se gira el tronco 180° antes de flexionarse y colocar la mano en el suelo. Proporciona una torsión gratificante para la columna.

¿En qué dirección girar?

Se empieza mirando al frente, pero a medida que el tronco va rotando, la cabeza gira y queda mirando hacia atrás. Practicar cerca de una pared puede ayudar a saber en qué dirección girar. Empiece mirando la pared y vaya girando hasta ver la habitación. Antes de girar el tronco, estire las piernas hacia arriba y los brazos hacia afuera e inhale. Gire durante la exhalación, rotando las caderas, el abdomen, la cintura y el pecho.

Estirar la columna alejándola de las piernas ayuda a girar y flexionarse más. Si su columna necesita ganar

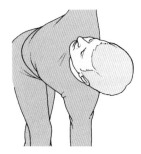

Cabeza y hombros

Mantenga los hombros hacia atrás y los omoplatos planos contra las costillas. Estire la columna y alinee la cabeza con ella, de forma que el cuello y la cabeza formen un ángulo recto con cada hombro.

flexibilidad, baje la mano hasta el asiento de una silla, luego hasta una pila de libros y finalmente hasta el suelo. Pare para repartir el peso. Estire las piernas desde los arcos y presione la palma y el talón que se encuentran juntos contra el suelo. Cuando mire hacia arriba, compruebe que le brazo se estira verticalmente desde el hombro formando una línea con el otro. Respire normalmente mientras mantiene la postura.

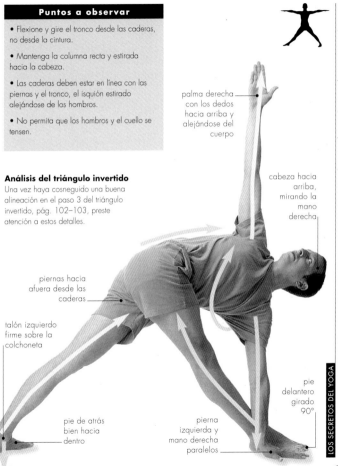

Puntos a observar

• Flexione y gire el tronco desde las caderas, no desde la cintura.

• Mantenga la columna recta y estirada hacia la cabeza.

• Las caderas deben estar en línea con las piernas y el tronco, el isquión estirado alejándose de los hombros.

• No permita que los hombros y el cuello se tensen.

Análisis del triángulo invertido

Una vez haya conseguido una buena alineación en el paso 3 del triángulo invertido, pág. 102–103, preste atención a estos detalles.

palma derecha con los dedos hacia arriba y alejándose del cuerpo

cabeza hacia arriba, mirando la mano derecha

piernas hacia afuera desde las caderas

talón izquierdo firme sobre la colchoneta

pie de atrás bien hacia dentro

pierna izquierda y mano derecha paralelos

pie delantero girado 90°

SENTARSE Y ARRODILLARSE

Esta página es el comienzo de una serie de posturas sentadas, empezando con el bastón o **dandasana**, que es la base de la mayoría de las asanas sentadas, y el héroe, **virasana**, base de las asanas de rodillas. Estas posturas calman el corazón, la mente y los nervios. Son un antídoto contra el estrés.

Postura del bastón

Siéntese en la colchoneta con las piernas estiradas y coloque las manos junto a las caderas. Presione las manos y piernas hacia abajo y estírese hacia arriba desde las caderas. Aguante el estiramiento 15–20 seg. y descanse.

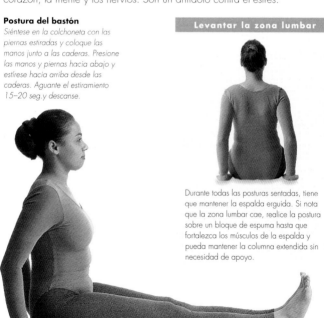

Levantar la zona lumbar

Durante todas las posturas sentadas, tiene que mantener la espalda erguida. Si nota que la zona lumbar cae, realice la postura sobre un bloque de espuma hasta que fortalezca los músculos de la espalda y pueda mantener la columna extendida sin necesidad de apoyo.

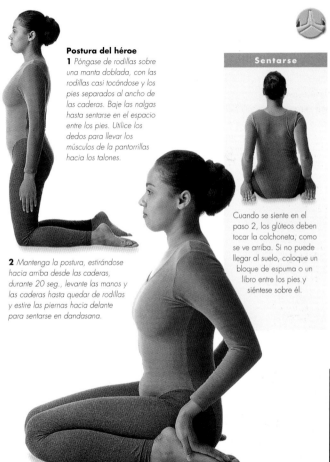

Postura del héroe

1 *Póngase de rodillas sobre una manta doblada, con las rodillas casi tocándose y los pies separados al ancho de las caderas. Baje las nalgas hasta sentarse en el espacio entre los pies. Utilice los dedos para llevar los músculos de la pantorrillas hacia los talones.*

2 *Mantenga la postura, estirándose hacia arriba desde las caderas, durante 20 seg., levante las manos y las caderas hasta quedar de rodillas y estire las piernas hacia delante para sentarse en dandasana.*

Sentarse

Cuando se siente en el paso 2, los glúteos deben tocar la colchoneta, como se ve arriba. Si no puede llegar al suelo, coloque un bloque de espuma o un libro entre los pies y siéntese sobre él.

Ejercicio básico de suelo

Dandasana es llamada la postura del bastón porque la columna debe estar recta como una vara y estirada hacia arriba. Sentarse sobre un bloque de espuma o una manta doblada puede ayudar y tirar de los glúteos hacia los lados cuando vaya a sentarse. Después, para ayudarse a levantar el tronco presione las piernas contra el suelo y use el rebote para estirarse desde las caderas.

De rodillas

En virasana, la postura del héroe, se está de rodillas pero sentado entre los pies. Es buena contra la rigidez de rodillas, pero si al sentarse no llega al

Análisis del bastón

Dandasana, la base de las posturas sentadas, pág. 106, puede parecer simple, pero para hacerlo bien tiene que atender a todos los detalles que aparecen en la ilustración.

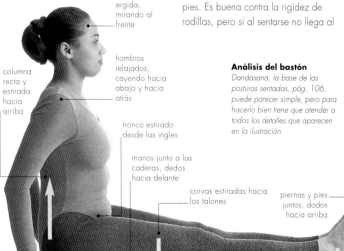

cabeza erguida, mirando al frente

hombros relajados, cayendo hacia abajo y hacia atrás

columna recta y estirada hacia arriba

tronco estirado desde las ingles

manos junto a las caderas, dedos hacia delante

corvas estiradas hacia los talones

piernas y pies juntos, dedos hacia arriba

suelo las piernas tiende a irse hacia dentro. Esto puede ser molesto pues estira las rodillas por desigual. Colocar un bloque entre los pies le ayudará a mantener las caderas alineadas y la espalda erguida mientras se estira desde las caderas. Si al principio le duelen las rodillas o los pies, coloque una toalla pequeña doblada detrás de las rodillas o bajo los tobillos y pies.

Análisis del héroe
El perfeccionamiento de los detalles que aparecen a la derecha le ayudará a realizar correctamente la postura del héroe o virasana, pág. 107.

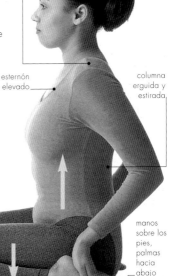

hombros relajados y hacia atrás, omóplatos planos contra las costillas

esternón elevado

columna erguida y estirada

rodillas juntas, muslos hacia arriba

manos sobre los pies, palmas hacia abajo

empeines tocando las caderas, dedos hacia atrás

PIERNAS EN ÁNGULO

Baddha konasana se le llama a veces del zapatero porque en la India éstos se solían sentar con los pies juntos y las rodillas completamente separadas. El sentarse con las piernas en ángulo, como en la postura del zapatero o la del ángulo sentado, **upavistha konasana**, proporciona un buen estiramiento a través de las ingles. Se cree que previene problemas urinarios y alivia los dolores menstruales.

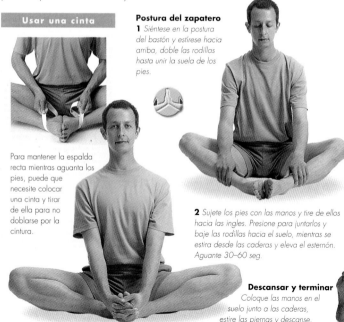

Usar una cinta

Postura del zapatero

1 *Siéntese en la postura del bastón y estírese hacia arriba, doble las rodillas hasta unir la suela de los pies.*

Para mantener la espalda recta mientras aguanta los pies, puede que necesite colocar una cinta y tirar de ella para no doblarse por la cintura.

2 *Sujete los pies con las manos y tire de ellos hacia las ingles. Presione para juntarlos y baje las rodillas hacia el suelo, mientras se estira desde las caderas y eleva el esternón. Aguante 30–60 seg.*

Descansar y terminar

Coloque las manos en el suelo junto a las caderas, estire las piernas y descanse.

Ángulo sentado

1 *Siéntese en la postura del bastón y estírese hacia arriba con la espalda recta y los dedos de los pies hacia arriba, separe las piernas todo lo que pueda con comodidad. Presione las manos y piernas contra el suelo, estírese hacia arriba y, al exhalar, flexione el tronco hacia delante desde las caderas y extienda los brazos para coger los pulgares. Aguante 5–10 seg.*

2 *Durante una exhalación tire de los pulgares y estírese hacia delante, llegando todo lo abajo que pueda, si es posible hasta tocar el suelo con la frente. Aguante 5–10 seg.*

Descansar y terminar

Inhale, levante la cabeza y el tronco, coloque las manos sobre la colchoneta junto a las caderas, junte las piernas y descanse.

> ### Advertencia
>
> Si siente que fuerza las piernas al agarrar los pulgares en el paso 1, no avance al paso 2. En su lugar, inhale, junte las piernas y descanse. Retome esta postura más adelante, cuando su espalda y caderas hayan adquirido más flexibilidad.

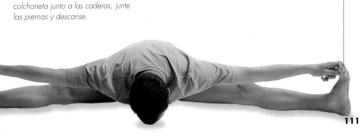

Estirar las caderas

Los dos estiramientos de piernas de las páginas 110–111 implican flexionar las caderas así como estirarse por las ingles. En el ángulo sentado la columna se inclina hacia delante todo lo posible sin doblarse por la cintura. Este movimiento ejercita las vértebras lumbares, la cadera y los músculos y tendones de los muslos y glúteos. En la postura del zapatero se bajan las rodillas dobladas manteniendo la espalda recta.

Análisis del zapatero

El diagrama de la derecha muestra una serie de detalles importantes para el paso 2 de la postura del zapatero, pág. 110.

hombros relajados, presionando ligeramente hacia abajo y atrás

cabeza erguida, mirando al frente

esternón elevado

rodillas presionando hacia el suelo

columna recta y estirada hacia arriba

manos sujetando los pies

pies presionando hacia dentro y hacia las ingles

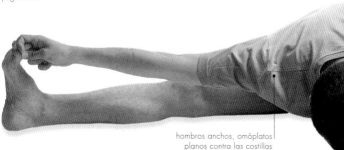

hombros anchos, omóplatos planos contra las costillas

Ayudas para estirarse

Comience practicando las posturas
sobre una manta doblada o un bloque
de espuma. Esto ayuda a leventar la
zona lumbar y, en la postura del
zapatero, a bajar las rodillas hacia el
suelo. Si al principio se le quedan las
rodillas muy lejos del suelo, siéntese
sobre 3 mantas dobladas o 2 bloques
de espuma. Si al flexionarse en el
ángulo sentado, no llega con las

manos a los pulgares, evite
doblarse por la cintura y flexione
las caderas sujetánndose por las
pantorrillas. Si al principio no llega
con la frente al suelo puede
colocarla sobre un bloque de
espuma o el asiento de una silla.
Con la práctica, conseguirá
extender el tronco más hacia
delante y llegará a tocar la
colchoneta.

Análisis del ángulo sentado
*Asegúrese de hacer correctamente los
puntos siguientes en el ángulo sentado,
pág. 111.*

tronco flexionado
hacia delante desde
las caderas

piernas
equidistantes a
la línea central

el pulgar e
indice sujetan el
pulgar del pie

pecho abierto, esternón
estirado hacia la cabeza

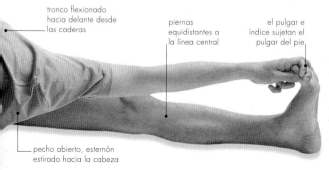

CABEZA CONTRA RODILLA
La postura **janu sirsasana** es una flexión hacia delante estando sentado/a. Estimula los órganos de la digestión, especialmente el hígado y los riñones, y se dice que ayuda contra problemas de próstata. Es una asana relajante.

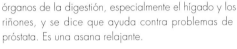

1 *Siéntese en la postura del bastón, coloque las manos junto a las caderas. Doble la rodilla izquierda y, sin levantarla del suelo, llévela hacia la izquierda hasta que forme un ángulo de 90° con la pierna derecha. Presione el pie contra el muslo derecho.*

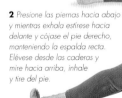

2 *Presione las piernas hacia abajo y mientras exhala estírese hacia delante y cójase el pie derecho, manteniendo la espalda recta. Elévese desde las caderas y mire hacia arriba, inhale y tire del pie.*

Relajarse en la postura

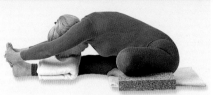

Si la rodilla doblada no está cómoda, apóyela sobre un bloque de espuma o una manta doblada. La cabeza y el cuello tienen que estar relajados, si no llega con la frente a la espinilla, apóyela también sobre una manta o un bloque.

Repetir y terminar

Suelte el pie, estire la pierna izquierda, inhale y levante la cabeza y el tronco hasta quedar en la postura del bastón. Repita los pasos 1–3, doblando la pierna derecha.

3 *Mientras exhale, extienda el tronco a lo largo de la pierna derecha, descansando la frente sobre la espinilla. Aguante 10–15 seg. respirando con normalidad.*

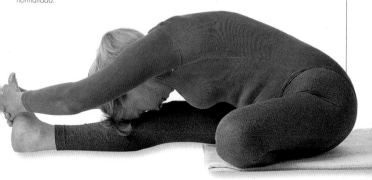

Enderezar la columna

Todas las flexiones sentadas hacia delante parten de la postura del bastón y se basan en estirar la espalda hasta que esté lo más recta posible. Incluso cuando se flexione para tocar la rodilla con la cabeza en janu sirsasana, pág. 114–115, necesita alargar el tronco, elevar las caderas y extenderse hacia delante desde las ingles. Si se dobla desde la cintura, le costará enderezar el tronco y las manos no llegarán a los pies. Utilice todo el potencial de esta postura para estirar la columna desde la quinta vértebra lumbar hasta el atlas sobre el que descansa el cráneo y el tronco desde las ingles al esternón.

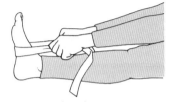

Mejorar la postura
Intente doblar las caderas colocando una cinta alrededor del pie estirado y tirando de una extremo con cada mano. Presione con el pie contra la cinta mientras avanza con las manos, derecha y luego izquierda.

Conseguir el estiramiento

En el paso 2 presione las piernas hacia abajo para estirarse más hacia arriba antes de bajar la cabeza hacia la pierna estirada en el paso 3. Si llega con ambas manos hasta el pie, sujételo y tire de él para llevar el tronco hacia delante, pero no fuerce el cuerpo. Si no llega, use una cinta para tirar del tronco hacia delante, como muestra la ilustración, mientras mantiene la columna recta y estirada, inclinándose un poco más cada vez que avance una mano. Si al principio no toca la pierna con la cabeza, coloque una manta doblada o un bloque de espuma sobre la espinilla para apoyarla y también bajo la rodilla doblada, si lo necesita. Con la práctica, el cuerpo se vuelve más flexible y acabará pudiendo rodear el pie con las manos y relajarse descansando la frente sobre la pierna.

Puntos a observar

• Cuando doble la pierna en el paso 1, lleve pie hacia la otra pierna hasta que descanse contra la ingle y la parte superior del muslo. Asegúrse de no colocarla debajo del muslo.

• Estire el tronco hacia la cabeza, manteniendo el pecho paralelo al suelo y el esternón en línea con la pierna estirada.

Análisis de la cabeza contra rodilla

Observe los detalles indicados en la imagen inferior para conseguir la postura completa, pág. 115.

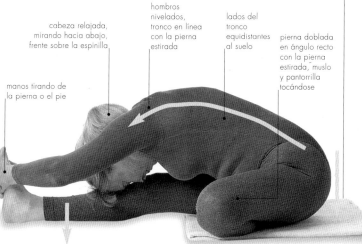

cabeza relajada, mirando hacia abajo, frente sobre la espinilla

hombros nivelados, tronco en línea con la pierna estirada

lados del tronco equidistantes al suelo

pierna doblada en ángulo recto con la pierna estirada, muslo y pantorrilla tocándose

manos tirando de la pierna o el pie

PLEGARSE SOBRE LA PIERNA

El largo nombre de esta postura en sánscrito –**triang mukhaikapada paschimottanasana**– indica que se trata de una flexión hacia delante en la que la cabeza toca una pierna. Esta asana estimula el sistema digestivo y relaja el corazón y el cerebro, también se dice que alivia el dolor y la hinchazón de las piernas y pies.

Alinear las piernas

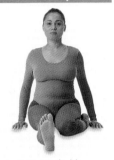

La pierna estirada debe permanecer recta y tirando en dirección opuesta a las caderas, la rodilla y los dedos hacia arriba. Sin perder esta alineación, lleve la pierna doblada hacia la otra hasta que los muslos se toquen y el interior del talón del pie toque el glúteo.

1 *Siéntese en la postura del bastón, estire bien las piernas doble la rodilla izquierda y lleve la pierna izquierda hacia la derecha de forma que el pie izquierdo quede junto a la cadera izquierda, con la planta hacia arriba.*

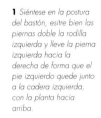

2 *Presione ambas piernas hacia abajo, eleve la columna y, durante una exhalación, flexiónese hacia delante y cójase el pie. Extienda el tronco hacia delante desde las caderas a lo largo de la pierna estirada hasta que la frente toque la espinilla. Aguante unos 20 seg.*

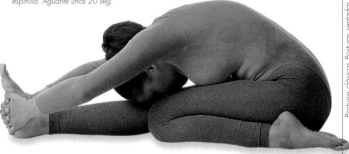

Nivelar la pelvis

Mantenga la pelvis nivelada. Las caderas deben permanecer alineadas cuando doble la pierna en el paso 1 y el isquión debe presionar contra el suelo durante toda la postura.

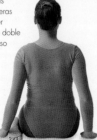

Repetir y terminar

Levante la cabeza, estire y enderezca la columna, suelte las manos y levante el tronco hasta quedar en la postura del bastón. Repita los pasos 1 y 2, doblando esta vez la pierna derecha.

Ejercitar piernas y pies

Las piernas y pies suelen ser usados en exceso pero apenas ejercitados y la postura de plegarse sobre la pierna de las páginas 118–119 ayuda a compensarlo. Cada vez se dobla y estira una de las piernas, ejercitando la rodilla, estirando y flexionando el tobillo y fortaleciendo los arcos de los pies. Estirar la pierna recta hacia el pie y a la vez que presiona hacia abajo ejercita la corva, los cuádriceps de los muslos y las pantorrillas.

Tres extremidades

En la postura de plegarse sobre la pierna se considera que la tercera extremidad son las nalgas, lo cual destaca el papel de las caderas en esta flexión. Se empieza en la postura del bastón con las caderas niveladas y se tiene que presionar el isquión hacia abajo mientras se dobla la pierna e inclina el tronco hacia delante. Si al principio le resulta difícil mantener las caderas niveladas, eleve el nivel de la pelvis sentándose en una manta doblada o un bloque de espuma.

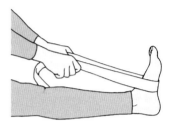

Usar una cinta
coloque una cinta alrededor de la planta del pie, sujete un extremo con cada mano, estire la columna hacia arriba y tire de la cinta con las manos mientras presiona contra ella con el pie para flexionarse desde las caderas.

Mientras que en la postura de la cabeza contra rodilla, pág. 114–115, se ejercitan los abductores –los músculos que giran las piernas hacia fuera desde la cadera–, esta postura ejercita los adductores. Estos músculos giran las piernas hacia dentro. Úselos para mantener los muslos paralelos y presionando hacia abajo, su línea media hacia arriba.

Presione las caderas y las piernas hacia abajo y eleve el tronco antes de estirarse hacia delante. Si las manos no le llegan al pie, use una cinta como aparece en la ilustración. Si la cabeza no le llega a la espinilla, apóyela sobre una almohada o el asiento de una silla.

Con perseverancia esta postura mejora la movilidad de las caderas y con la práctica conseguirá sujetar el pie con las manos sin dificultad.

Análisis de plegarse sobre la pierna

En el yoga es esencial colocar las partes del cuerpo correctamente, así que tenga en cuenta los siguientes puntos en el paso 2 de la postura de plegarse sobre la pierna, pág. 119.

Puntos a observar

• Mantenga el equilibrio, el centro de cada muslo debe estar siempre mirando al techo.

• Tire del pie para llevar el cuerpo hacia delante, doblando los codos y manteniéndolos a la misma distancia del suelo.

• Estire tanto la parte delantera del cuerpo como la espalda.

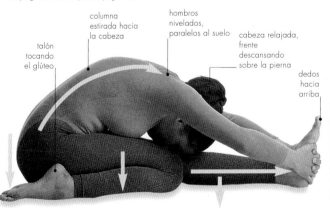

talón tocando el glúteo

columna estirada hacia la cabeza

hombros nivelados, paralelos al suelo

cabeza relajada, frente descansando sobre la pierna

dedos hacia arriba

LA PINZA

En esta flexión, llamada **paschimottanasana**, se extiende todo el cuerpo hacia delante desde las caderas como si se doblase por la mitad. Al situar el corazón por debajo de la columna, éste tiene que trabajar menos y al estirar la columna se aumenta la circulación en la parte inferior del cuerpo, resultando calmante, relajante, refrescante y revitalizante.

1 *Siéntese en la postura del bastón, presione las manos y las piernas hacia abajo y estírese hacia arriba.*

Advertencia

En ésta y en las flexiones siguientes, no debe intentar una flexión completa si padece problemas de espalda. En tal caso, debe colocar la pelvis a una mayor altura y parar en el paso 2.

2 Al exhalar, flexiónese desde las caderas, estire los brazos hacia delante y agarre los pies por los lados, estirando la columna.

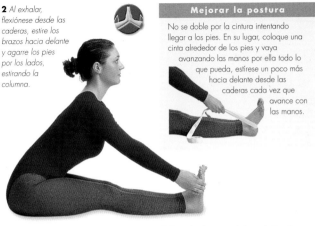

Mejorar la postura

No se doble por la cintura intentando llegar a los pies. En su lugar, coloque una cinta alrededor de los pies y vaya avanzando las manos por ella todo lo que pueda, estírese un poco más hacia delante desde las caderas cada vez que avance con las manos.

3 Extienda el tronco a lo largo de las piernas. Doble los codos para tirar de los pies y baje la cabeza hasta que la frente llegue a la espinilla. Aguante hasta 20 seg.

Terminar y descansar
Levante la cabeza, suelte las manos y, manteniendo la espalda recta, levante el tronco hasta quedar en la postura del bastón y descanse.

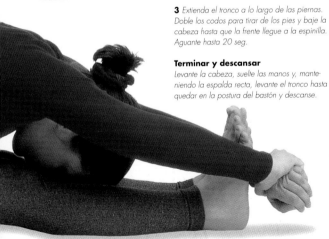

Un estiramiento extremo

L a pinza, pág. 122–123, es la
última de una serie de 3 flexiones
hacia delante, dando al cuerpo el
estiramiento más intenso de todos. A no
ser que tenga la columna muy ágil y las
caderas muy flexibles, tendrá que
practicar un tiempo antes de conseguir
realizar esta postura sin apoyos. Si sólo
llega hasta las rodillas o pantorrillas,
empiece sentándose sobre un bloque
de espuma o mantas dobladas y use
una cinta para tirar del tronco hacia
delante mientras mantiene la espalda
todo lo recta posible. Coloque una silla
baja por encima de las piernas para
apoyar la frente en el asiento o coloque
varios bloques de espuma sobre las
rodillas. Con la práctica ganará
flexibilidad.

El impulso para el estiramiento

Estirarse hacia arriba desde las
caderas ayuda a doblarse desde las
caderas. También alarga la columna,
permitiendo llegar más lejos. En las
posturas difíciles es fácil dejar caer el
tronco hacia atrás, pare de vez en

cuando y presione el isquión, las
piernas y los pies contra el suelo
firmemente de modo que consiga el
impulso necesario para estirar la
columna y el esternón hacia la cabeza.
Cójase los pies, llevando los codos
hacia los lados o tirando de la cinta al
avanzar el tronco hacia delante. Con el
tiempo logrará rodear los pies con las
manos y descansar el tronco y la frente
sobre las piernas. Respire normal y
rítmicamente mientras mantiene esta
relajante postura.

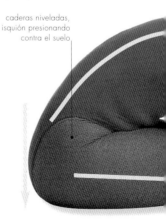

caderas niveladas,
isquión presionando
contra el suelo

124

Puntos a observar

- Acuérdese de inhalar antes de estirarse y exhalar durante la flexión.

- Mantenga los hombros relajados y los omóplatos planos contra las costillas.

- Cuando incline el tronco hacia delante, imagine que su columna se va enderezando y alargando.

Análisis de la pinza

Para conseguir un estiramiento completo en el paso 3 de la pinza, pág. 123, compruebe los detalles de la imagen inferior.

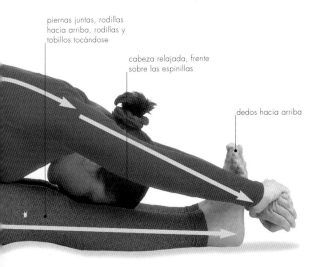

piernas juntas, rodillas hacia arriba, rodillas y tobillos tocándose

cabeza relajada, frente sobre las espinillas

dedos hacia arriba

ZAPATERO EN EL SUELO

Esta versión tumbándose en el suelo de la postura del zapatero, **supta baddha konasana**, es una postura pasiva y relajante. Proporicona un buen estiramiento de las ingles, promoviendo la circulación, y del área pélvica, y tonifica los músculos de las piernas y las caderas.

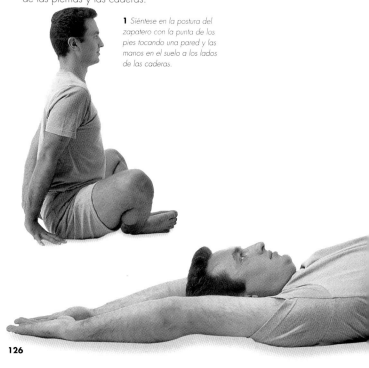

1 *Siéntese en la postura del zapatero con la punta de los pies tocando una pared y las manos en el suelo a los lados de las caderas.*

2 *Presione hacia abajo con las manos, eleve las caderas justo por encima de la colchoneta y acerque las nalgas todo lo que pueda a los talones, después, use las manos para bajar el tronco hacia la colchoneta.*

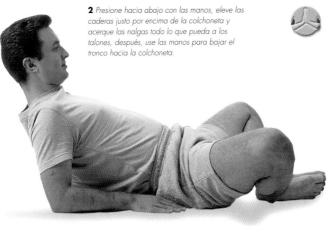

3 *Levante las caderas por encima de la colchoneta y acerque las nalgas aún más a los talones, baje las caderas, apoye la cabeza sobre la colchoneta y relaje los brazos por detrás de la cabeza. Aguante 1–2 min.*

Terminar y descansar

Coloque los brazos a los lados, gírese hacia un lado con las piernas dobladas, incorpórese, esitre las piernas y descanse.

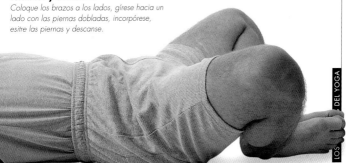

Una postura relajante

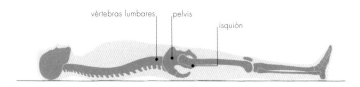

vértebras lumbares   pelvis

isquión

En algunos aspectos las posturas de suelo parecen más difíciles que las de pie, sólo porque el suelo es duro. Por otro lado, las posturas de suelo son más descansadas que las de pie, porque es más fácil relajarse tumbándose. La postura del zapatero en el suelo es un ejemplo perfecto. Es una asana pasiva en la que se realiza un estiramiento sin cambiar de posición, por lo que es más relajante tumbándose que sentándose, como en la pág. 110. Pero, como en todas las posturas tumbadas, sólo será relajante si reduce el arco que forma la zona

Evitar forzamientos
Si alinea bien la pelvis antes de tumbarse, la zona lumbar estará más cerca del suelo y más cómoda.

lumbar estirando las vértebras lumbares cuando se tumbe. Para ello, eleve las caderas y lleve las nalgas hacia los talones en el paso 2.

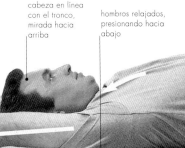

cabeza en línea con el tronco, mirada hacia arriba

hombros relajados, presionando hacia abajo

brazos estirados por detrás de la cabeza, palmas hacia arriba

Apoyar el tronco

Antes de empezar, coloque una manta doblada de forma cuadrangular allí donde irá la parte entre la cintura y la cabeza para apoyar la espalda. Las ingles deben estar lo más cerca posible de los pies para conseguir un buen estiramiento a través de los muslos y las ingles, pero si nota rigidez en las rodillas, deje algo más de espacio entre las ingles y los pies. Túmbese sobre la manta y concéntrese en estirar las vértebras lumbares y el isquión hacia la pared, alejándose de la cintura.

Puntos a observar

• Empiece la asana con los pies tocando una pared para que no se vayan separando de las ingles a medida que se va tumbando y estirando.

• Mantenga las caderas estirándose hacia la cabeza y el isquión estirándose hacia los pies.

Análisis del zapatero en el suelo

Para conseguir un buen estiramiento en el paso 3 del zapatero en el suelo, pág. 127, observe los detalles a continuación.

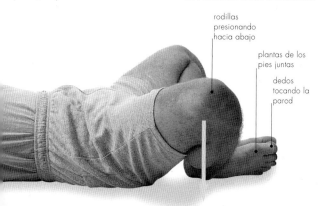

rodillas presionando hacia abajo

plantas de los pies juntas

dedos tocando la pared

EL PERRO

Esta postura, llamada **adho mukha svanasana**, imita a un perro estirándose. Es una postura curativa, capaz de aliviar la rigidez de los hombros y los tirones y el cansancio de las piernas y talones. También alivia la fatiga, ya que relentiza el corazón y vigoriza el cerebro y el sistema nervioso.

1 Túmbese boca abajo en una superficie que no resbale, con los codos doblados, las manos en el suelo, los dedos estirados con las puntas justo debajo de los hombros, los pies separados unos 30 cm.

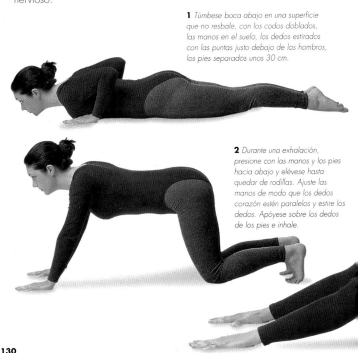

2 Durante una exhalación, presione con las manos y los pies hacia abajo y elévese hasta quedar de rodillas. Ajuste las manos de modo que los dedos corazón estén paralelos y estire los dedos. Apóyese sobre los dedos de los pies e inhale.

Dedos y talones

Los pies deben permanecer separados 30 cm todo el tiempo. En el paso 3, baje los talones hacia el suelo todo lo que pueda. Empújelos hacia abajo mientras estira las piernas hacia las caderas.

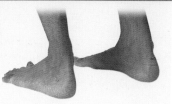

3 *Al exhalar, levante las caderas de modo que el cuerpo parezca una V boca abajo. Estire los brazos, el tronco y las piernas hacia las caderas, presionando las manos y los talones contra el suelo. Deje caer la cabeza entre los hombros. Aguante 15–20 seg.*

Terminar y descansar

Levante la cabeza, doble las piernas para quedar de rodillas y descanse flexionándose hacia delante de rodillas.

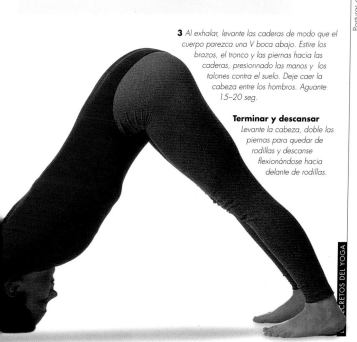

Reunir energía

La postura del perro estira todo el cuerpo, estimulando la circulación, por lo que es un excelente antídoto contra la fatiga. Para conseguir un estiramiento completo, asegúrese de alinear bien todas las partes del cuerpo. Empiece colocando con cuidado las manos con los dedos extendidos, los dedos corazón paralelos y las puntas al nivel de los hombros. Empiece a estirarse desde que levante las caderas. Empuje hacia abajo los pies y las manos y estire los brazos hacia arriba, continuando por los costados.

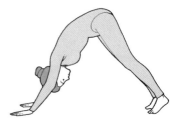

Mejorar la postura

Si puede, mírese en un espejo para comprobar que su cuerpo forma una V invertida. Las piernas y espalda deben estar más rectas que en la ilustración de arriba y los talones más bajos. Estire el tronco y las piernas alejándolos de las manos y los pies.

En forma de V invertida

Las piernas rectas deben formar uno de los lados de la V invertida, las caderas el vértice y el tronco y los brazos el otro lado. No avance los pies en el intento de tocar el suelo con los talones. En su lugar, trate de estirarse más hacia arriba. Cuanto más se estire hacia arriba más bajará los talones. Presione los pies contra el suelo y estire los muslos hacia las

brazos rectos, separados unos 30 cm y paralelos

manos planas sobre el suelo, dedos extendido, dedos corazón alineados

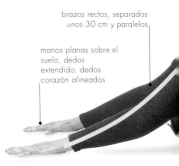

caderas. Al mismo tiempo, estire los brazos y el tronco hacia arriba. El cuello debe estar relajado y la cabeza colgando, la coronilla tocando el suelo. Los pies, piernas y manos deben hacer que se estire toda la espalda, mientras el abdomen permanece relajado.

Puntos a observar

• No realice esta postura sobre una alfombra o suelo resbaladizo. En su lugar, utilice una colchoneta sobre una superficie antideslizante, moqueta u otra superficie que no resbale ni se deslice.

• No cambie la posición de las manos y los pies durante la postura. Colóquelos adecuadamente al principio del ejercicio. Si los mueve, la postura no será tan eficaz.

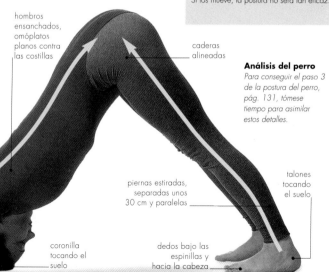

hombros ensanchados, omóplatos planos contra las costillas

caderas alineadas

Análisis del perro
Para conseguir el paso 3 de la postura del perro, pág. 131, tómese tiempo para asimilar estos detalles.

piernas estiradas, separadas unos 30 cm y paralelas

talones tocando el suelo

coronilla tocando el suelo

dedos bajo las espinillas y hacia la cabeza

LATERAL

En la postura lateral, llamada **parighasana**, al igual que en el triángulo, se estiran los lados del cuerpo, pero al estar de rodillas y extender el tronco hacia un lado, es algo más difícil que la del triángulo.

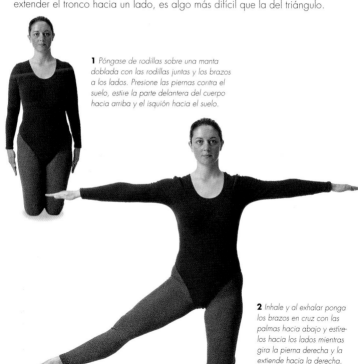

1 Póngase de rodillas sobre una manta doblada con las rodillas juntas y los brazos a los lados. Presione las piernas contra el suelo, estire la parte delantera del cuerpo hacia arriba y el isquión hacia el suelo.

2 Inhale y al exhalar ponga los brazos en cruz con las palmas hacia abajo y estírelos hacia los lados mientras gira la pierna derecha y la extiende hacia la derecha, con el pie de punta.

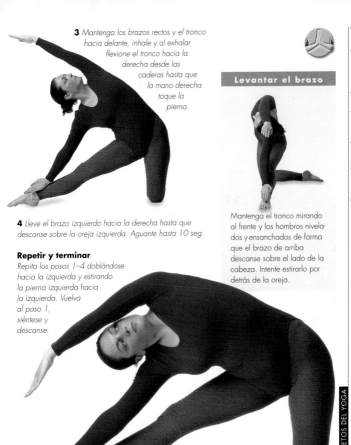

3 *Mantenga los brazos rectos y el tronco hacia delante, inhale y al exhalar flexione el tronco hacia la derecha desde las caderas hasta que la mano derecha toque la pierna.*

Levantar el brazo

Mantenga el tronco mirando al frente y los hombros nivelados y ensanchados de forma que el brazo de arriba descanse sobre el lado de la cabeza. Intente estirarlo por detrás de la oreja.

4 *Lleve el brazo izquierdo hacia la derecha hasta que descanse sobre la oreja izquierda. Aguante hasta 10 seg.*

Repetir y terminar

Repita los pasos 1–4 doblándose hacia la izquierda y estirando la pierna izquierda hacia la izquierda. Vuelva al paso 1, siéntese y descanse.

Extensión lateral

La postura lateral es un estiramiento lateral que dobla y extiende las caderas y el abdomen en un movimiento, por lo que es un excelente ejercicio para mantener el estómago y la cintura esbeltos. Aunque es una postura de rodillas, estirarse hacia arriba al principio es la clave de la extensión lateral, así que pare cuando esté de rodillas, presione las piernas firmemente contra el suelo y estírese desde las rodillas por toda la parte de delante hasta la cabeza, levantando las caderas y bajando el isquión.

Extensión lateral

Tenga presentes los hombros cuando levante los brazos. Ensánchese a lo largo de las clavículas y mantenga los omóplatos planos contra las costillas. Cuando flexione el tronco, asegúrese de que los hombros y las caderas no se van hacia delante. Manténgalos en línea, como si los glúteos y ambos hombros tocaran una pared. Meta el cóccix y estire el pie en línea con la rodilla doblada. Flexiónese desde las

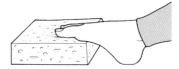

Mejorar la postura
Si le resulta difícil llegar con los dedos del pie estirado al suelo y mantener la espinilla hacia arriba, apoye el pie sobre un bloque de espuma o una manta doblada.

caderas, manteniendo el tronco hacia el frente. Extienda todo el cuerpo desde las caderas hacia el lado todo lo que pueda, respire con normalidad y sienta el estiramiento desde el muslo a la cadera y por los costados.

Mantenga los brazos rectos y júntelos todo lo posible por encima de la cabeza. Si al principio le resulta incómodo o difícil reducir el espacio entre ellos, mantenga el brazo superior vertical. Con la práctica, las caderas y los hombros cobrarán elasticidad, permitiéndole flexionarse más hacia los lados y llegar a juntar los brazos con el dorso de la mano inferior descansando sobre el pie.

Puntos a observar

• Cuando estire la pierna a un lado, gírela desde la cadera de manera que la rodilla y la espinilla miren siempre hacia arriba.

• Cuando flexione el tronco hacia la derecha o la izquierda, gire la cabeza hacia el brazo superior y mire hacia arriba.

Análisis de la postura lateral

Para estirarse bien en el paso 4 de la postura lateral, pág. 135, tiene que observar los siguientes detalles. Advierta que la espinilla y pie derechos tocan la colchoneta.

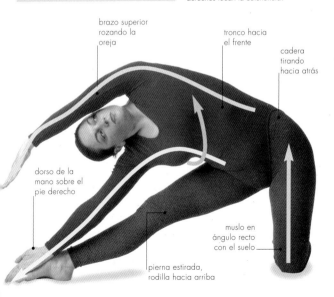

brazo superior rozando la oreja

tronco hacia el frente

cadera tirando hacia atrás

dorso de la mano sobre el pie derecho

muslo en ángulo recto con el suelo

pierna estirada, rodilla hacia arriba

TORSIÓN BOCA ARRIBA

La mejor postura para tonificar los músculos abdominales es **jathara parivartanasana**, un ejercicio que también mejora el funcionamiento del hígado, el bazo, el páncreas y los intestinos. Se dice que es buena para adelgazar y aliviar dolores de espalda. Las piernas describen un semicírculo al ir de un lado al otro del cuerpo, estirando vigorosamente la columna.

1 *Túmbese de espaldas, doble las piernas y estire los brazos a los lados con las palmas hacia arriba.*

2 *Presione los hombros hacia abajo, levante las piernas y lleve las rodillas hacia el pecho.*

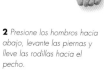

Alinear los hombros

Cuando baje las rodillas a la derecha, no levante el hombro izquierdo. Ambos hombros deben permanecer alineados, tocando el suelo todo el tiempo.

3 *Sin levantar el hombro izquierdo, lleve las rodillas hacia la derecha mientras gira el abdomen hacia la izquierda. Aguante 10–15 seg.*

Repetir y terminar

Levante las rodillas hacia el pecho, repita el paso 3, llevando las rodillas esta vez a la izquierda y el abdomen a la derecha. Regrese al paso 1, estire las piernas y descanse.

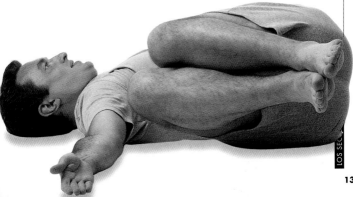

Masaje
mediante el ejercicio

Llevar las piernas lentamente de lado a lado manteniendo la zona lumbar y los hombros en el suelo retuerce la columna y masajea y estimula la zona lumbar, aliviando los dolores de espalda. Levantar las rodillas hacia el pecho al principio de la postura estira la zona lumbar para poder girar la columna sin forzarla. Levante las rodillas hasta el pecho y después pare para extender el isquión, alejándolo de la cabeza, y estirarse desde las caderas hasta el final del esternón y, horizontalmente, desde el esternón hasta la punta de las manos.

Girar el abdomen

No deje caer las piernas, bájelas despacio y controladamente mientras exhala lentamente, manteniendo las caderas y el tronco en línea para no sacudir la columna. Cuando lleve las piernas a un lado, gire el abdomen en la dirección opuesta. Si mantiene las rodillas cerca del pecho y gira desde las caderas, estirará la espalda y la cintura.

Análisis de la torsión boca arriba

Para conseguir un efecto de masaje, mientras mueve la parte inferior del cuerpo hacia la derecha e izquierda en la torsión boca arriba, pág. 139, compruebe estos detalles.

caderas alineadas
verticalmente

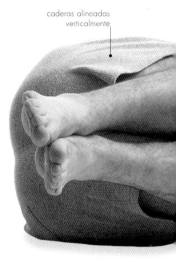

Puntos a observar

• Mantenga las caderas alineadas en vertical. No permita que la cadera superior y el tronco sigan el movimiento de las piernas y rueden hacia delante.

• Mantenga ambos hombros y toda la parte de la espalda que pueda sobre el suelo cuando lleve las rodillas a la derecha o izquierda.

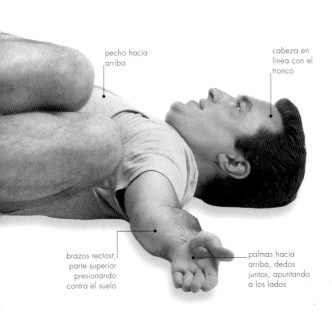

pecho hacia arriba

cabeza en línea con el tronco

brazos rectost, parte superior presionando contra el suelo

palmas hacia arriba, dedos juntos, apuntando a los lados

LAS NAVES

Estas dos posturas fortalecen los músculos de la espalda y el estómago. Las dos pertenecen al segundo nivel de dificultad, pero la media nave, **ardha navasana**, exije más de los músculos abdominales que la nave con remos, **paripurna navasana**. Vitalizan la espalda y favorecen al aparato digestivo: hígado, vesícula, bazo e intestinos.

Nave con remos

1 *Siéntese en la postura del bastón, presione el isquión hacia abajo y levante la columna y el tronco. Mientras exhala, incline el tronco hacia atrás y levante las piernas hasta que los pies estén más altos que la cabeza.*

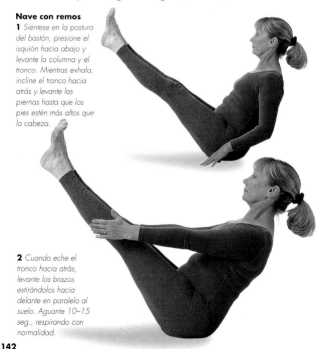

2 *Cuando eche el tronco hacia atrás, levante los brazos estirándolos hacia delante en paralelo al suelo. Aguante 10–15 seg., respirando con normalidad.*

Media nave

1 *Siéntese en la postura del bastón y una las manos detras de la cabeza, entrelazando los dedos, la parte superior de los brazos paralelas y levantadas. Presione el isquión hacia abajo y levante la columna y el tronco.*

2 *Inhale y ,al exhalar, baje el tronco hacia el suelo y levante las piernas hasta que los pulgares queden a la altura de sus ojos. Aguante 5–10 seg. y descanse.*

Mantener el equilibrio

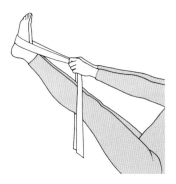

En las dos posturas de la nave, pág. 142–143, se baja la columna y se levantan las piernas, equilibrándose sobre los glúteos. En la nave con remos el tronco y las piernas forman un ángulo de 60° con el suelo, por lo que el cuerpo adopta la forma de una V casi perfecta, pero en la media nave, la espalda y piernas forman un ángulo más oblicuo.

Mantener el equilibrio

Estirarse es la clave para el equilibrio en estas posturas: mantenga la columna y el tronco elevados, presione el isquión contra el suelo y mantenga las piernas rectas, presionándolas juntas y estirándolas hacia los talones. Inhale mientras se estira, exhale al levantar las piernas y brazos, luego continue respirando con normalidad.

Eche hacia atrás el isquión cuando levante las piernas. En la nave con remos coloque las manos en el suelo junto a las caderas para equilibrarse hasta que haya levantado las piernas, luego estire los brazos hacia delante.

Nave con remos

Si le es difícil aguantar en la postura de la nave con remos, necesita fortalecer los músculos de la espalda y el abdomen. Una manera es rodear los pies con una cinta sujetando un extremo con cada mano y tirar de ella, levantando y estirando la espalda.

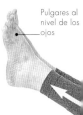

Pulgares al nivel de los ojos

Si le es difícil mantener el equilibrio, doble las piernas, una las manos por detrás de las rodillas y tire de las piernas, estirando el tronco hacia arriba. O bien coloque los pies contra una pared o las piernas sobre una silla, sujetando las patas con las manos.

Puntos a observar

• No aguante la respiración durante esta postura.

• Si los músculos del abdomen empiezan a temblar, ignore el temblor mientras no sienta dolor. Es sólo una señal de que los músculos están trabajando.

• Mantenga los hombros bajos y relajados, para que los omóplatos estén planos contra las costillas. Si acumula tensión en el cuello y los hombros, descanse y repita la postura más adelante.

Análisis de la media nave

Mantener el equilibrio en la postura de la media nave requiere práctica. Prestar atención a los detalles que aquí aparecen le ayudará a mantener esta postura.

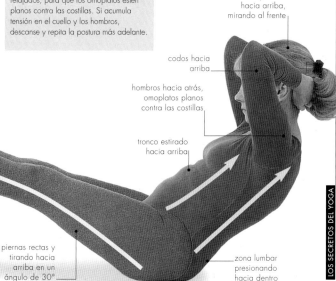

cabeza y cuello hacia arriba, mirando al frente

codos hacia arriba

hombros hacia atrás, omoplatos planos contra las costillas

tronco estirado hacia arriba

piernas rectas y tirando hacia arriba en un ángulo de 30°

zona lumbar presionando hacia dentro

ESTIRAMIENTO DE PIERNAS EN EL SUELO

La secuencia de suelo llamada **supta padangusthasana** estira las piernas y ejercita las caderas. Aquí veremos 2 movimientos que estimulan la circulación en la parte inferior del cuerpo, por lo que son un buen ejercicio de calentamiento para las piernas y los pies cuando hace frío. Aumentan la flexibilidad de las caderas.

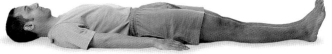

Supta padangusthasana I

1 Túmbese en supta tadasana, doble las rodillas y levántelas hacia el pecho, después deslice los pies sobre el suelo hasta dejar las piernas rectas.

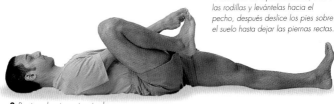

2 Presione la pierna izquierda contra el suelo y levante la derecha doblando la rodilla para agarrar el pulgar del pie con la mano derecha.

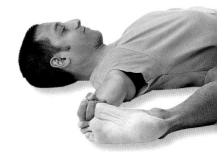

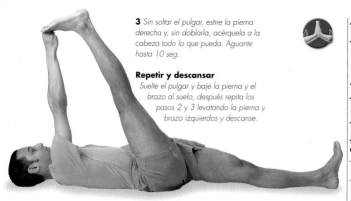

3 *Sin soltar el pulgar, estire la pierna derecha y, sin doblarla, acérquela a la cabeza todo lo que pueda. Aguante hasta 10 seg.*

Repetir y descansar
Suelte el pulgar y baje la pierna y el brazo al suelo, después repita los pasos 2 y 3 levatando la pierna y brazo izquierdos y descanse.

Supta padangusthasana II
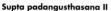
4 *Repita los pasos 1–3 de supta padangusthasana I, después coloque la mano izquierda en el muslo izquierdo y presione con fuerza hacia abajo, gire la pierna derecha hacia fuera bajando la pierna y el brazo a la vez. Aguante 10 seg.*

Repetir y terminar
Descanse en supta tadasana y después repita el paso 4, agarrando el pulgar del pie izquierdo y bajando la pierna y el brazo hacia la izquierda.

Agarrar el pulgar

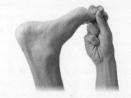

Agarre el pulgar del pie con los dedos pulgar, índice y corazón de la mano.

Ejercitar la cadera

Mantener la piernas rectas durante los estiramientos de las páginas 146–147 moviliza las caderas y piernas. Al principio de las posturas las rodillas, los tobillos y pulgares se deben tocar y al levantar una pierna no debe variar la alineación de la otra, que debe permanecer presionando contra el suelo y durante el resto de los pasos debe estirarla hacia los dedos levantados.

En el paso 3 estire la pierna derecha hacia arriba y acérquela hacia la cabeza gradualmente, sintiendo cómo tira desde la cadera al talón. El pie debe permanecer en ángulo recto con la pierna, como cuando estaba en el suelo. Cuando agarre el pulgar o tire de la cinta, no tire de los dedos ni hacia abajo ni hacia arriba.

Segundo movimiento

El segundo movimiento de esta secuencia –padangusthasana II– es el paso 4 de la pág. 147. Debe girar la pierna levantada un poco hacia fuera por la cadera antes de empujar hacia

abajo, presionando la cadera firmemente contra el suelo. Mantenga la pierna recta al bajarla y llevarla hacia la cabeza, de manera que al llegar al suelo el brazo esté en línea con el hombro. Baje sólo hasta donde pueda y apoye la pierna, p. ej., sobre libros.

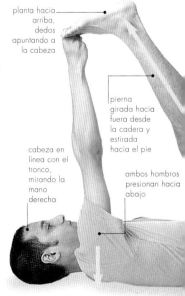

planta hacia arriba, dedos apuntando a la cabeza

pierna girada hacia fuera desde la cadera y estirada hacia el pie

cabeza en línea con el tronco, mirando la mano derecha

ambos hombros presionan hacia abajo

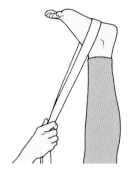

Puntos a observar

• Baje las piernas hasta el suelo antes de estirarlas en el paso 1. Si las estira en el aire, su peso levantará la pelvis, arqueando la zona lumbar. Esto podría forzar la espalda.

• No deje que las piernas se giren hacia fuera. Las rodillas, espinillas y dedos deben mirar hacia arriba en los pasos 1 y 2 y la pierna y pie levantados hacia la cabeza en el paso 3.

• Si hace uso de una cinta, sujétela con una mano mientras estira la pierna hacia arriba y presiona el pie contra ella.

Mejorar la postura

Si no puede estirar la pierna mientras agarra el pulgar, rodee el pie con una cinta en el paso 1 de la padangusthasana I y sujete los extremos con la mano levantada todo lo cerca del pie que pueda.

Análisis de supta padangusthasana I

Siga los puntos del diagrama inferior para realizar el paso 3 de la padangusthasana I, pág. 147.

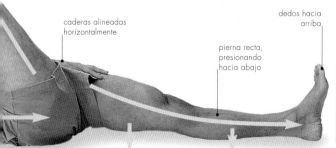

caderas alineadas horizontalmente

dedos hacia arriba

pierna recta, presionando hacia abajo

EL HÉROE EN EL SUELO

Supta virasana es similar a la postura del héroe de la pág. 106, pero se realiza tumbándose con los brazos extendidos por detrás de la cabeza. Es una postura que esitra todo el cuerpo, de los muslos al cuello y alivia el dolor de piernas tras haber pasado todo un día de pie.

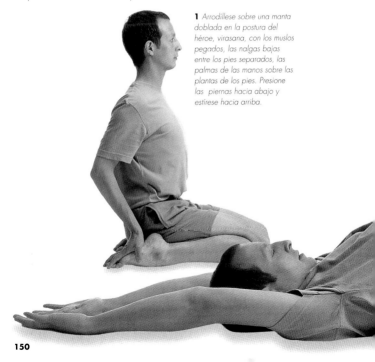

1 *Arrodíllese sobre una manta doblada en la postura del héroe, virasana, con los muslos pegados, las nalgas bajas entre los pies separados, las palmas de las manos sobre las plantas de los pies. Presione las piernas hacia abajo y estírese hacia arriba.*

2 En una exhalación, échese hacia atrás desde las caderas hasta que el tronco descanse sobre los codos, sin mover las manos de los pies. Estire el tronco hacia la cabeza y ponga recta la espalda levantando el isquión del suelo, estirándolo hacia los pies y volviéndolo a bajar.

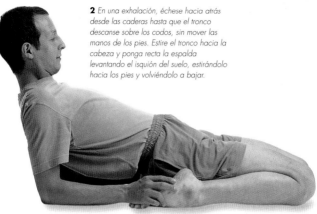

3 Descienda la espalda hasta que la cabeza descanse sobre la colchoneta. Suelte las manos, estire los brazos hacia arriba y colóquelos, con las palmas hacia arriba, en la colchoneta por detrás de la cabeza. Aguante 20 seg. o más.

Terminar y descansar

Levante los brazos por encima de la cabeza y coloque las manos en los pies, levante el tronco sobre los codos como en el paso 2, siéntese en la postura del héroe y descanse.

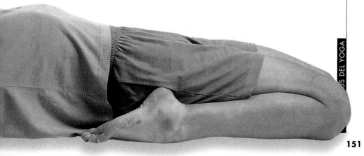

Aliviar el dolor de piernas

Estirar cualquier parte del cuerpo tiene un efecto vigorizante. Cuando nos sentimos cansados tendemos a estirarnos. Esta postura es especialmente efectiva contra el dolor de piernas porque estira los muslos, las rodillas, los tobillos y los pies, así como el abdomen y el tronco, relajando los músculos y mejorando la circulación en todo ese área.

Antes de volver sobre los codos, estire la columna desde la pelvis hasta la coronilla, presionando el pubis hacia abajo y nivelando las caderas. Levantar las nalgas justo por encima del suelo y estirar el isquión hacia las rodillas en el paso 2 evita que se haga daño al echarse hacia atrás, siga estirándose desde las caderas cuando esté tumbado. Mantenga juntos los muslos pero separe las manos unos 30 cm cuando las haya colocado por detrás de la cabeza. Relaje el abdomen. No lo saque ni lo meta.

Utilizar apoyos

Si no llega con las nalgas al suelo en la virasana, paso 1, coloque 1 ó 2 mantas dobladas detrás de Usted para que al tumbarse el tronco descanse

Análisis del héroe en el suelo

Esta ilustración destaca muchos detalles a considerar en el paso 3 del héroe en el suelo, pág. 151.

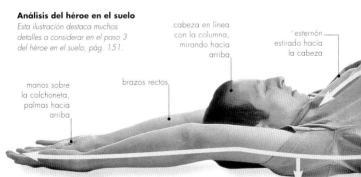

cabeza en línea con la columna, mirando hacia arriba

esternón estirado hacia la cabeza

manos sobre la colchoneta, palmas hacia arriba

brazos rectos

sobre ellas. Si tiene las rodillas rígidas, arrodíllese sobre una manta y si nota que se resiste a echarse hacia atrás, vaya acostumbrándose tumbándose sobre varios cojines o bloques de espuma apilados. Colóquelos de manera que se apoye sobre ellos a partir de la cintura hasta la cabeza.

Puntos a observar

• Estírese desde las ingles hasta la punta de los dedos y desde el isquión hasta las rodillas.

• Mantenga los muslos mirando hacia arriba. No deje que se giren hacia dentro.

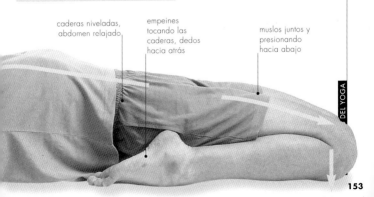

caderas niveladas, abdomen relajado

empeines tocando las caderas, dedos hacia atrás

muslos juntos y presionando hacia abajo

CUATRO EXTREMIDADES

El bastón con apoyo en cuatro extremidades o **chaturanga dandasana** es un ejercicio fortalecedor, la versión oriental de los fondos, con la diferencia de que tras elevarse una vez se aguanta la postura. Bien diferente es la postura eterna, **anantasana**, que alivia los tirones de espalda y tonifica la zona pélvica.

Postura eterna

1 Túmbese sobre su lado izquierdo, con las piernas rectas y tirando hacia los pies, el brazo derecho sobre el costado derecho con la palma sobre el muslo.

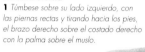

2 Mueva el brazo izquierdo sobre el suelo para alinearlo con la cabeza, doble el codo y apoye la cabeza en la mano. Levante el pie y brazo derechos, doble la rodilla y agarre el pulgar.

3 Estire la pierna y colóquela en línea con el tronco. Aguante hasta 20 seg.

Repetir y terminar

Doble la rodilla y baje la pierna, soltando el pulgar y bajando el brazo hasta el suelo. Descanse brevemente en supta tadasana. Repita los pasos 1–3, con el otro lado.

Bastón con apoyo en 4 extremidades

1 *Túmbese boca abajo con los pies separados unos 30 cm, los talones levantados, los codos doblados y las palmas en el suelo junto al pecho. Separe los dedos, mueva los codos uno hacia el otro y estírelos hacia los pies.*

2 *Levante la cabeza y mire al frente, inhale, estire las piernas hacia los talones y el esternón hacia la cabeza, presione los dedos de los pies y las manos hacia abajo, exhale y levante los muslos y el tronco a la altura de los talones. Aguante hasta 10 seg. Mientras exhala, baje el tronco, dese la vuelta y túmbese con las rodillas dobladas.*

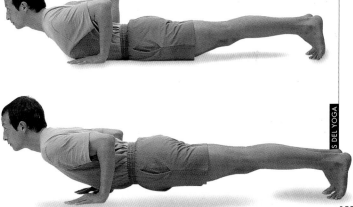

Usar el suelo

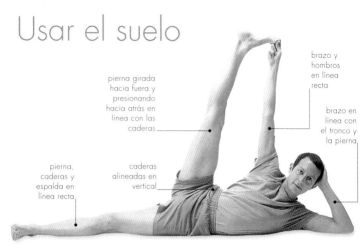

brazo y hombros en línea recta

pierna girada hacia fuera y presionando hacia atrás en línea con las caderas

brazo en línea con el tronco y la pierna

pierna, caderas y espalda en línea recta

caderas alineadas en vertical

Anantasana, el nombre sánscrito de la postura eterna, pág. 154, es el nombre de la serpiente cuya lazada forma el asiento sobre el que se reclina el dios hindú Visnú y es esencialmente una asana de descanso. Requiere prestar atención a la alineación, por lo que debe asegurándose de que los tobillos, las piernas, el tronco y los hombros están en línea. Mantenga el isquión tirando hacia los pies, las caderas hacia la cabeza y el cóccix hacia dentro. Tire de la pierna levantada hacia atrás para colocarla

Análisis de la postura eterna
La imagen superior analiza el paso 3 de la postura eterna, pág. 154. Para perfeccionar la postura, compruebe estos detalles mirándose al espejo.

en línea con las caderas. Si no puede estirar la pierna sujetando el pulgar, no tire de él. Coloque una cinta alrededor del pie y sujete ambos extremos mientras levanta la pierna, empujando contra la cinta con el pie. Finalmente, no permita que la parte superior del tronco se vaya hacia delante.

Fondos

El bastón con apoyo en 4 extremidades fortalece los músculos de los hombros, brazos y abdomen. Debe mantener las piernas rectas como palos. Antes de elevarse, tense los músculos de los muslos, meta el cóccix y estírese desde las caderas al esternón. Presione las manos y los pies contra el suelo para levantar el tronco y las piernas. Si le resulta difícil, coloque las suelas contra una pared y empuje contra ella. También puede utilizar esta técnica si tiene problemas para mantener el equilibrio en la postura eterna.

Análisis del bastón con apoyo en 4 extremidades

Si le resulta levantarse del suelo en el paso 2 de esta postura, pág. 155, compruebe estos detalles. Si lo desea, coloque cada mano sobre un bloque de espuma o un libro gordo para ayudarse.

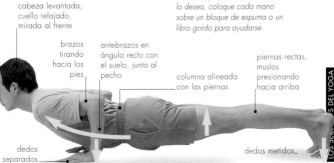

cabeza levantada, cuello relajado, mirada al frente

brazos tirando hacia los pies

antebrazos en ángulo recto con el suelo, junto al pecho

columna alineada con las piernas

piernas rectas, muslos presionando hacia arriba

dedos separados

dedos metidos

TORSIÓN CON PIERNAS CRUZADAS

La postura **sukhasana** es transformada en una torsión: sentados con la espalda estirada se tuerce la columna a la derecha y luego la izquierda. Esta postura no sólo aporta flexibilidad a la columna, sino que además es agradable. Antes de intentar hacer los ejercicios de las pág. 158–192, lea con atención la nota de la pág. 9.

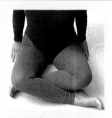

Cruzar las piernas

No cruce las piernas demasiado estrechamente o desviará la columna de su alineación natural y no podrá estirarla hacia arriba. Debe dejar un espacio suficiente entre las pantorrillas y las ingles.

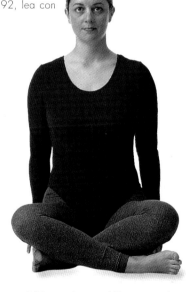

1 *Siéntese en la postura del bastón y cruce la pierna derecha sobre la izquierda, ver pág. 38. Coloque las manos en el suelo junto a las caderas y estire la columna hacia arriba.*

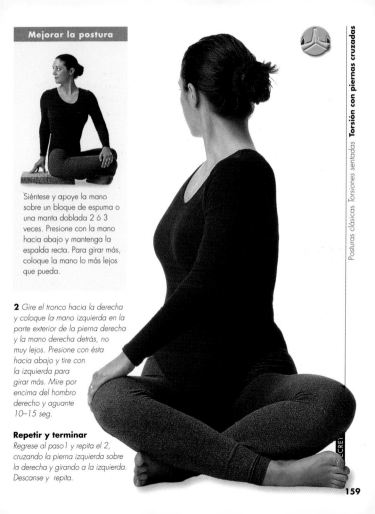

Mejorar la postura

Siéntese y apoye la mano sobre un bloque de espuma o una manta doblada 2 ó 3 veces. Presione con la mano hacia abajo y mantenga la espalda recta. Para girar más, coloque la mano lo más lejos que pueda.

2 Gire el tronco hacia la derecha y coloque la mano izquierda en la parte exterior de la pierna derecha y la mano derecha detrás, no muy lejos. Presione con ésta hacia abajo y tire con la izquierda para girar más. Mire por encima del hombro derecho y aguante 10–15 seg.

Repetir y terminar

Regrese al paso 1 y repita el 2, cruzando la pierna izquierda sobre la derecha y girando a la izquierda. Descanse y repita.

Añadir torsiones sentadas

Muchos dolores de espalda comienzan al girarnos bruscamente para coger algo que está detrás. Si los músculos que hacen rotar a la columna están bien ejercitados, responderán fácilmente a un giro repentino, pero si están tensos debido a la falta de ejercicio, un movimiento inusual los forzará. Las próximas páginas se centran en torsiones que ejercitan suavemente la cantidad de pequeños músculos que hacen que gire la columna. Las tres torsiones se realizan estando sentado/a en el suelo.

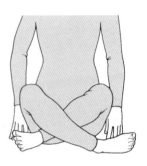

Colocar las rodillas
Cuando cruce las piernas, las rodillas deben quedar cerca del suelo. Si le resulta difícil bajarlas, crúcelas por las espinillas y luego acérquelas la una a la otra antes de empujar hacia abajo.

Ayudar a la espalda a girar

La torsión sólo será efectiva si su espalda está recta cuando la gira. Sentarse sobre un bloque de espuma o una manta doblada varias veces le puede ayudar a elevar la espalda. Cuando se siente, extienda o tire de los glúteos hacia fuera. Después, estire la columna hacia arriba con el tronco hacia el frente y las piernas empujando hacia abajo. Use las manos para

ayudarse a girar. La mano que presiona hacia abajo le ayuda a mantenerse recto, la que tira de la rodilla le hace girar aún más. No rebaje la espalda.

Puntos a observar

• Eleve y ensanche el pecho, presione los hombros hacia abajo y atrás.

• Cuando gire, nivele los hombros de manera que no suba más un lado del torso que el otro.

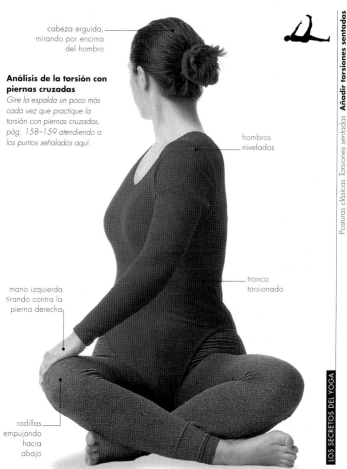

cabeza erguida, mirando por encima del hombro

Análisis de la torsión con piernas cruzadas

Gire la espalda un poco más cada vez que practique la torsión con piernas cruzadas, pág. 158-159 atendiendo a los puntos señalados aquí.

hombros nivelados

tronco torsionado

mano izquierda tirando contra la pierna derecha

rodillas empujando hacia abajo

LA SIRENA I

En esta postura, las piernas se doblan a un lado como si fueran la cola de una sirena. Pero su nombre sánscrito, Bharadvaj-asana, rememora al guerrero Bharadvaja, una figura mítica de la obra épica hindú, *Mahabharata*. Esta postura, **Bharadvajasana I**, hace girar la columna, ejercitando especialmente las vértebras medias y superiores, reduciendo la rigidez y agilizando la espalda.

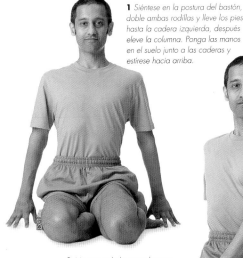

1 *Siéntese en la postura del bastón, doble ambas rodillas y lleve los pies hasta la cadera izquierda, después eleve la columna. Ponga las manos en el suelo junto a las caderas y estírese hacia arriba.*

2 *Mientras exhala, gire el tronco desde las caderas hacia la derecha. Coloque la mano izquierda sobre el muslo derecho y tire ligeramente para girar a la derecha mientras empuja hacia abajo con la mano derecha.*

3 Mientras exhala, lleve el brazo derecho hacia atrás hasta agarrar el brazo izquierdo y coloque el dorso de la mano izquierda en la parte externa del muslo derecho, cerca de la rodilla. Gire la cabeza para mirar por encima del hombro izquierdo y aguante 10–15 seg. respirando normalmente.

Repetir y terminar
Gírese para mirar al frente y estire las piernas para volver a la postura del bastón. Repita los pasos 1–3, llevando esta vez los pies a la derecha y girando a la izquierda.

Mejorar la postura

Cuando coloque los pies junto a la cadera en el paso 1, el tobillo izquierdo debe descansar sobre el arco del pie derecho cuando gire hacia la derecha y viceversa.

Retorcerse

Para que sean efectivas, las torsiones se tienen que realizar con la misma suavidad y precisión que cualquier otro movimiento de yoga. La idea es rotar la columna todo lo que se pueda con comodidad, no girarla de una tirón. La rotación tiene lugar sobre todo en la superior de la espalda, el área torácica (ver pág. 26–27). En ella, las articulaciones entre las 12 vértebras torácicas, los ligamentos que las unen y los músculos que las mueven, responden al estiramiento y al ejercicio. Si practica la torsión con regularidad y sin brusquedad, podrá girar la columna cada vez más.

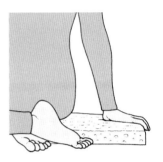

Mejorar la postura

Presione la mano contra un bloque de espuma o una manta doblada 2 ó 3 veces que se encuentre detrás de Usted. Esto le ayudará a hacer palanca con el tronco para aumentar la torsión.

Aprender a retorcerse

Desde el principio del paso 1, cada movimiento de la postura de la sirena contribuye a crear una espiral con la columna. Empiece setándose en la postura del bastón y elevando todo el tronco desde las caderas. Si se sienta a un nivel superior fortalecerá este estiramiento y le será más fácil girar el tronco desde las caderas. Empiece a girar durante una exhalación y mantenga el impulso tirando del isquión hacia abajo y presionando con una mano firmemente hacia abajo y con la otra contra el muslo para girar el cuerpo un poco más. Por último, rodear la espalda con un brazo hasta agarrar el otro y mirar por encima del hombro aumentan la espiral un poco más. Aguante unos segundos estirándose hacia arriba para ir acostumbrando el tronco a la torsión.

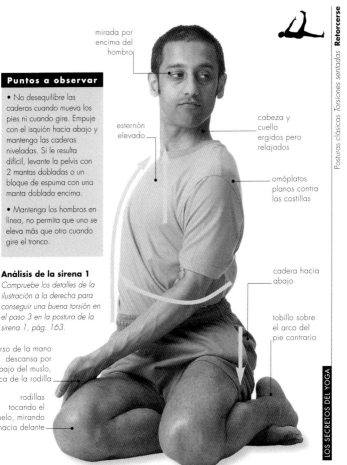

mirada por
encima del
hombro

Puntos a observar

• No desequilibre las
caderas cuando mueva los
pies ni cuando gire. Empuje
con el isquión hacia abajo y
mantenga las caderas
niveladas. Si le resulta
difícil, levante la pelvis con
2 mantas dobladas o un
bloque de espuma con una
manta doblada encima.

• Mantenga los hombros en
línea, no permita que uno se
eleva más que otro cuando
gire el tronco.

Análisis de la sirena 1
*Compruebe los detalles de la
ilustración a la derecha para
conseguir una buena torsión en
el paso 3 en la postura de la
sirena 1, pág. 163.*

esternón
elevado

cabeza y
cuello
ergidos pero
relajados

omóplatos
planos contra
las costillas

cadera hacia
abajo

tobillo sobre
el arco del
pie contrario

dorso de la mano
descansa por
debajo del muslo,
cerca de la rodilla

rodillas
tocando el
suelo, mirando
hacia delante

LOS SABIOS

Estas dos torsiones y la silla de pie de la pág. 74 están dedicadas al mítico sabio del panteón hindú, Marichi, abuelo del dios del sol. Las 2 versiones de la postura del sabio que aquí aparecen pueden ser realizadas por principiante. Fortalecen los músculos del abdomen y aumentan la elasticidad de los músculos de la espalda.

Marichyasana I

1 Siéntese en la postura del bastón sobre un bloque de espuma o una manta doblada, doble la pierna izquierda, llevando el talón hasta el glúteo izquierdo, agarre la espinilla con ambas manos y tire del tronco hacia el muslo.

2 Presione la mano derecha hacia abajo por detrás de Usted y elévese desde las caderas. Doble el brazo izquierdo, estírelo al frente y presione el codo contra el interior de la rodilla. Empuje con la pierna y mano derechas, eleve el tronco y gire a la derecha.

3 Doble el brazo izquierdo alrededor de la espinilla izquierda, rodee la espalda con el brazo derecho hasta agarrar la muñeca izquierda y gire a la derecha durante 15 seg.

Repetir y terminar

Regrese a la postura del bastón y repita los pasos 1 y 2 doblando la pierna derecha, presionando el codo derecho contra la rodilla derecha y girando a la izquierda.

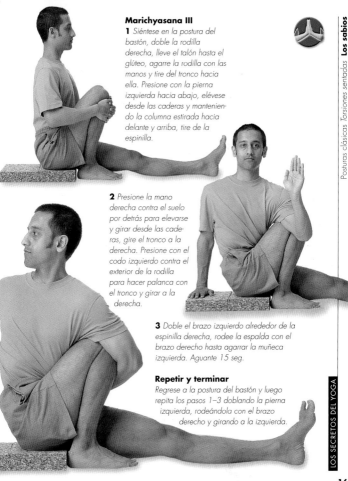

Marichyasana III

1 *Siéntese en la postura del bastón, doble la rodilla derecha, lleve el talón hasta el glúteo, agarre la rodilla con las manos y tire del tronco hacia ella. Presione con la pierna izquierda hacia abajo, elévese desde las caderas y manteniendo la columna estirada hacia delante y arriba, tire de la espinilla.*

2 *Presione la mano derecha contra el suelo por detrás para elevarse y girar desde las caderas, gire el tronco a la derecha. Presione con el codo izquierdo contra el exterior de la rodilla para hacer palanca con el tronco y girar a la derecha.*

3 *Doble el brazo izquierdo alrededor de la espinilla derecha, rodee la espalda con el brazo derecho hasta agarrar la muñeca izquierda. Aguante 15 seg.*

Repetir y terminar

Regrese a la postura del bastón y luego repita los pasos 1–3 doblando la pierna izquierda, rodeándola con el brazo derecho y girando a la izquierda.

Rotación impulsada

En estas 2 posturas se usa el codo como palanca para rotar la columna aún más desde las caderas. Este intenso estiramiento del tronco aumenta el riego sanguíneo a los riñones. Es esencial estirar mucho el tronco hacia arriba antes de rotar la columna y empujarlo hacia delante para mantenerlo perpendicular al suelo. Para ello, agarre la pierna doblada justo por debajo de la rodilla y tire de ella, acercando el tronco hacia el muslo.

Mantenga la columna elevada presionando la pierna estirada contra el suelo y con una mano contra el suelo, un bloque de espuma o un libro grueso colocado detrás de sí.

Hacer palanca

Colocar el codo contra la rodilla doblada en el paso 2 de ambas torsione le permite usarlo como palanca para girar el tronco. Para que sea efectivo, mantenga la rodilla hacia arriba y tire del tronco hacia delante. No debe quedar espacio entre la axila

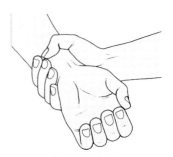

Llegar por detrás

Lleve el brazo por detrás de la espalda hasta agarrar con firmeza la muñeca opuesta en el paso 3 de ambas posturas.

y la parte superior del muslo. Inhale antes de colocar el codo contra la rodilla y, al exhalar, estire el tronco hacia delante y arriba y empuje el codo contra la rodilla y viceversa para girar aún más.

Gire con todo el tronco, retorciendo el abdomen, la cintura, el pecho y la cabeza en la dirección de la rotación.

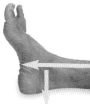

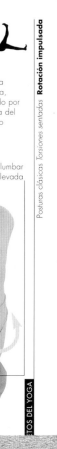

Puntos a observar

• Mantenga el tronco elevado desde la zona lumbar, no permita que la columna se doble hacia abajo ni los glúteos hacia atrás.

• Mantenga el isquión presionando contra el suelo para nivelar las caderas.

• Gire el tronco todo lo que pueda sin forzarlo.

Análisis de las torsiones marichyasana

Ésta es la vista frontal del paso 3 de marichyasana III, pág. 167, pero los detalles son relevante para ambas torsiones. Si le cuesta llegar por detrás de la espalda, perfeccione primero el paso 2 hasta que las caderas y la columna hayan ganado flexibilidad.

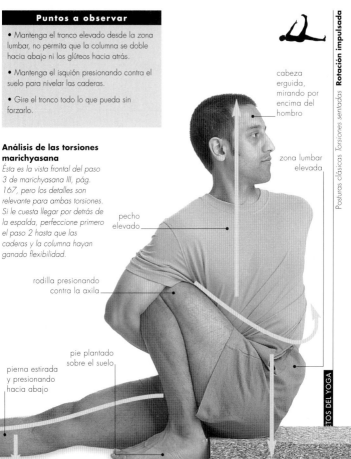

cabeza erguida, mirando por encima del hombro

zona lumbar elevada

pecho elevado

rodilla presionando contra la axila

pie plantado sobre el suelo

pierna estirada y presionando hacia abajo

Posturas clásicas Torsiones sentadas **Rotación impulsada**

TOS DEL YOGA

169

EL PUENTE

El nombre de esta postura, **sarvangasana setu bandha**, describe la forma del puente que se crea con el cuerpo al levantar la espalda utilizando hombros y pies como apoyo. Es bueno realizar este movimiento tras una inversión sobre los hombros para estirar la espalda.

1 *Túmbese de espaldas, con los pies separados al ancho de las caderas y los brazos a los lados. Doble las rodillas, acerque los talones hasta las ingles y estire el isquión hacia los talones.*

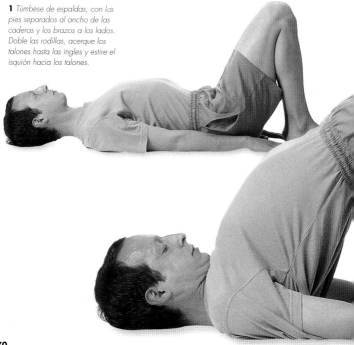

Mejorar la postura

Para estirar al máximo la columna y ensanchar el pecho, levante las caderas más arriba elevándose sobre los dedos de los pies. Después, mientras mantiene la elevación, baje los talones al suelo.

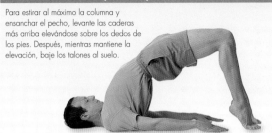

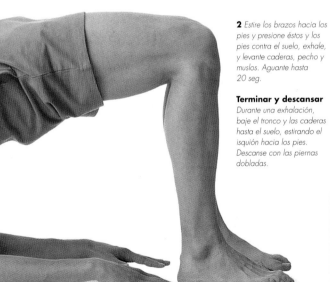

2 *Estire los brazos hacia los pies y presione éstos y los pies contra el suelo, exhale, y levante caderas, pecho y muslos. Aguante hasta 20 seg.*

Terminar y descansar
Durante una exhalación, baje el tronco y las caderas hasta el suelo, estirando el isquión hacia los pies. Descanse con las piernas dobladas.

Doblar la espalda

Para conservar toda su mobilidad, es necesario flexionar la columna tanto hacia atrás como adelante y a los lados. Esta sección del capítulo 4 se centra en las flexiones hacia atrás, tumbadas o de rodillas. El puente, la primera de todas, consiste en levantar activamente la espalda del suelo. Empiece en supta tadasana (ver pág. 39) y, antes de elevarse, doble las piernas y estire el isquión hacia los pies.

Hacer el puente

Para elevarse, presione fuertemente los brazos contra el suelo y levante las caderas usando los músculos de los glúteos y los muslos y los muchos músculos que controlan el movimiento de la columna. Al elevarse, presione los pies contra el suelo y empuje hacia arriba con la parte de atrás de los muslos. Para arquear la espalda bien alto, levante los talones, eleve aún más las caderas y vuelva a bajar los talones, dejando arriba las caderas.

Al principio quizás sólo pueda levantar la espalda un poco y aguantar

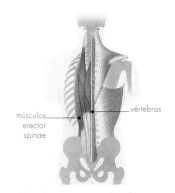

músculos erector spinae

vértebras

Músculos que mueven la columna

Para flexionar la columna hacia delante, atrás y los lados y para rotarla, son necesarios muchos músculos pequeños, unidos cada uno a 2 ó 3 vértebras. Se les llaman erector spinae porque también mantienen la columna erguida.

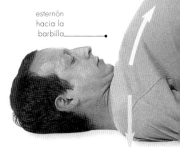

esternón hacia la barbilla

arriba unos segundos, pero practicando con regularidad fortalecerá los músculos que usamos para elevar el cuerpo y la espalda se volverá más ágil. Con el tiempo podrá practicar una variante avanzada, bajando las piernas y pies para hacer el puente desde la postura invertida salamba sarvangasana, pág. 186–187.

Puntos a observar

• Para elevarse más, estire el esternón hacia la cabeza y ensanche los hombros, presionando los omoplatos contra las costillas.

• Mantenga el pecho, las caderas, el cóccix y los muslos elevados todo el tiempo.

• Relaje el cuello y la barbilla.

Análisis del puente

Aplique estos detalles para maximizar la elevación en la postura del puente, pág. 171.

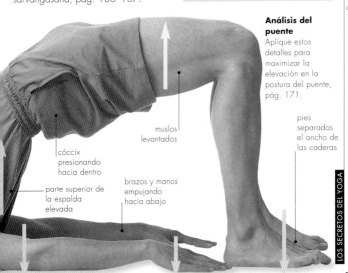

muslos levantados

pies separados el ancho de las caderas

cóccix presionando hacia dentro

parte superior de la espalda elevada

brazos y manos empujando hacia abajo

LA LANGOSTA

El nombre de esta postura describe la forma que adopta el cuerpo imitando a una langosta en reposo. La postura de la langosta o **salabhasana** es recomendada como ejercicio suave para fortalecer los músculos entorno a cualquier hernia discal, y para aliviar dolores de espalda. Es más efectivo que las abdominales para fortalecer los músculos del abdomen, glúteos y muslos.

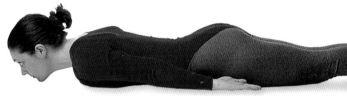

1 *Túmbese boca abajo con la barbilla apoyada en la colchoneta, los ojos mirando al suelo, los brazos a los lados con las palmas hacia arriba y las piernas juntas, unos y otras tirando hacia atrás.*

2 *Presione la pelvis contra el suelo, inhale y, estirando los brazos y manos hacia los talones, levante la cabeza, el pecho y las piernas todo lo que pueda. Estire los brazos y piernas hacia atrás, nivele los hombros.*

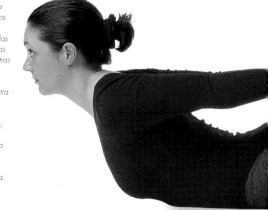

Piernas y pies

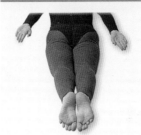

Mantenga las piernas y los pies juntos y las espinillas mirando hacia abajo, no deje que las piernas se giren hacia fuera. Estire las piernas y los pies alejándolos de la cabeza. Si al principio le dan calambres al estirar los pies hacia atrás, pare y siga cuando se le hayan pasado. Esto ocurre porque los músculos no están acostumbrados al estiramiento, con la práctica desaparecerán.

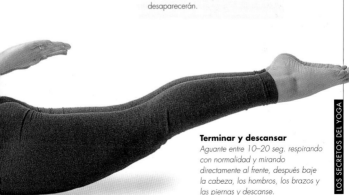

Terminar y descansar

Aguante entre 10–20 seg. respirando con normalidad y mirando directamente al frente, después baje la cabeza, los hombros, los brazos y las piernas y descanse.

Arquear la espalda

Desde el cuello hasta la pelvis, cada par de vértebras que forma la columna está separado por una articulación capaz de moverse ligeramente. Estas articulaciones parcialmente móbiles trabajan juntas para aportar a la columna su extraordinaria agilidad. Para conservar esta mobilidad, no obstante, es necesario ejercitar la columna con regularidad. Durante la rutina diaria es posible que nos flexionemos hacia delante para coger algo, nos giremos e incluso flexionemos hacia los lados, pero raramente lo hacemos hacia atrás.

Crear un arco

En la postura de la langosta, pág. 174–175, se dobla la espalda estando tumbado/a boca abajo, levantando las piernas, los muslos, el pecho y los hombros y apoyándose sobre el abdomen y las caderas.

Arquear la columna ayuda a recuperar la agilidad sobre todo de la zona lumbar, reduciendo el malestar tan frecuente en esta zona. El fortalecimiento

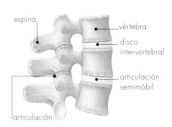

espina

vértebra

disco
intervertebral

articulación
semimóbil

articulación

Articulaciones de la columna

Las articulaciones entre las vértebras cuentan con un disco de cartílago que les permite moverse ligeramente hacia delante, detrás y los lados. Al hacerlo, las espinas se deslizan unas sobre otras.

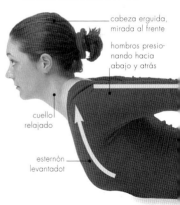

cabeza erguida,
mirada al frente

hombros presio-
nando hacia
abajo y atrás

cuello
relajado

esternón
levantadot

de los músculos que controlan los movimientos de la columna previene contra hernias discales. Arquearse también estimula el aparato digestivo, aliviando el dolor de estómago.

Al elevarse, debe estirar los brazos y piernas hacia atrás y el tronco hacia delante, fortaleciendo también los músculos abdominales. Cuanto más fuertes, más fácil le resultará la postura.

Puntos a observar

• Inhale al levantar el pecho y las piernas y respire con normalidad mientras aguanta en la postura.

• Cuando levante las piernas y brazos, estírelos realmente hacia atrás, alejándolos de la cabeza y no deje de tirar de ellos.

• Eleve el esternón todo lo que pueda, pero mantenga los omóplatos planos contra la espalda.

Análisis de la langosta

Los detalles indicados le ayudarán a conseguir elevarse en el paso 2 de la langosta, pág. 175.

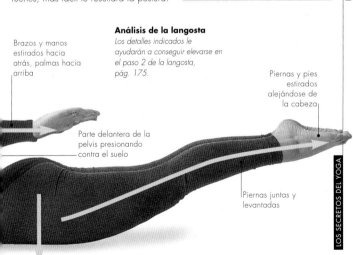

Brazos y manos estirados hacia atrás, palmas hacia arriba

Parte delantera de la pelvis presionando contra el suelo

Piernas y pies estirados alejándose de la cabeza

Piernas juntas y levantadas

EL CAMELLO

Ustrasana o postura del camello intensifica el estiramiento de la columna hacia atrás, pero sin ser demasiado exigente, incluso si su espalda está rígida. Es excelente para corregir malas posturas como la caída de hombros y espalda que resulta de estar mucho sentado/a.

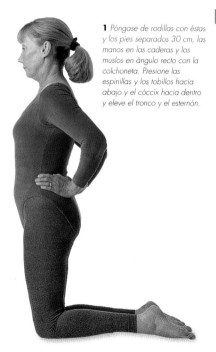

1 *Póngase de rodillas con éstas y los pies separados 30 cm, las manos en las caderas y los muslos en ángulo recto con la colchoneta. Presione las espinillas y los tobillos hacia abajo y el cóccix hacia dentro y eleve el tronco y el esternón.*

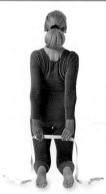

Si tiene problemas para llevar las manos hasta los pies con los brazos detrás, sujete un cinta entre el pulgar y los otros dedos de cada mano, las palmas hacia delante, separándolas 30 cm. Entre las manos y entre los talones hay ahora la misma distancia, de modo que la cinta guiará las manos hasta los pies.

2 *Exhale, eche la cabeza hacia atrás, ponga los brazos atrás y coloque las palmas de las manos sobre los pies, con los dedos hacia abajo. Levante los muslos, estirando el esternón hacia arriba. Aguante 15 seg.*

Terminar y descansar

Inhale, suelte las manos y levante la cabeza y el tronco hasta quedar recto/a de rodillas. Descanse sentándose sobre los talones con las manos sobre los muslos.

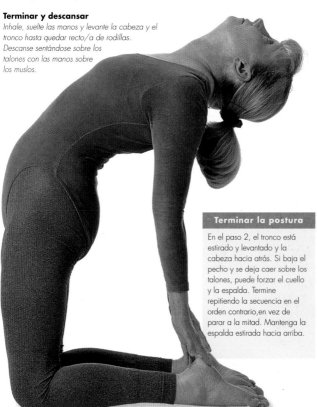

Terminar la postura

En el paso 2, el tronco está estirado y levantado y la cabeza hacia atrás. Si baja el pecho y se deja caer sobre los talones, puede forzar el cuello y la espalda. Termine repitiendo la secuencia en el orden contrario, en vez de parar a la mitad. Mantenga la espalda estirada hacia arriba.

Estirar el tronco

La postura del camello es algo más que una flexión hacia atrás pues estira todo el tronco, de los muslos al cuello. Cuando presione las piernas contra el suelo en el paso 1, meta la rabadilla, estire el isquión hacia el suelo, levante los muslos y tire del tronco hacia arriba desde las ingles y las caderas hasta el final del esternón. Cuando lleve las manos hacia los talones, estire los hombros hacia atrás de manera que los omóplatos estén planos contra las costillas y el estiramiento continue a lo largo de los brazos hasta las manos. Mantenga ambos costados alineados para que ambas manos toquen los pies a la vez.

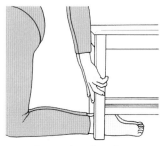

Superar la resistencia
Para acostumbrarse a doblar el tronco hacia atrás, coloque una silla detrás de sí con el respaldo contra una pared y dóblese hacia atrás sujetando las patas de la silla con las manos.

Flexionarse hacia atrás

Para algunas personas es difícil echar la cabeza y el tronco hacia atrás. Al principio puede que prefiera mantener la cabeza recta hasta que se sienta lo suficientemente cómodo/a como para echarla hacia atrás poco a poco. Opcionalmente, puede colocar las manos sobre un montón de libros colocados junto a los tobillos hasta que esté preparado/a para doblarse directamente hacia atrás y tocar los pies. Cuando la columna gane flexibilidad podrá ver la pared de detrás.

En las flexiones hacia atrás la parte delantera del cuerpo se levanta por encima de la columna y las costillas. Mantenga los muslos y el tronco estirados hacia arriba, el esternón bien levantado y los hombros hacia atrás para flexionar la columna aún más.

Puntos a observar

• Mantenga durante toda la postura las espinillas y los tobillos empujando hacia abajo y el cuerpo levantado desde rodillas.

• Cuando eche la cabeza hacia atrás, cierre la boca y respire con normalidad mientras mantiene la postura.

• No permita que las caderas bajen hacia los talones, mantenga el cóccix metido.

• Cuidado: si siente algún tirón o dolor durante esta postura del nivel 3, siga la secuencia en el orden contrario y descanse.

Análisis del camello

los detalles aquí indicados sirven para estirarse bien en el paso 2 del camello, pág. 179.

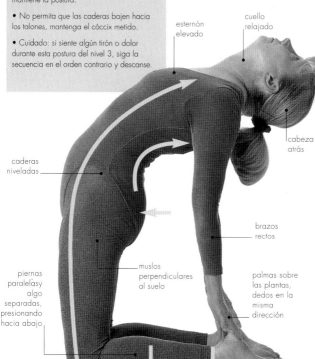

esternón elevado

cuello relajado

cabeza atrás

caderas niveladas

brazos rectos

muslos perpendiculares al suelo

piernas paralelas y algo separadas, presionando hacia abajo

palmas sobre las plantas, dedos en la misma dirección

EL ARCO

El arco o **dhanurasana** es una postura de suelo en la que se estira todo el cuerpo hacia atrás mientras se sujetan los tobillos con las manos, de manera que el cuerpo adquiere la forma de un arco, con los brazos como cuerda. Se trata de un estiramiento extremo, una postura exigente que restable la elasticidad de la columna.

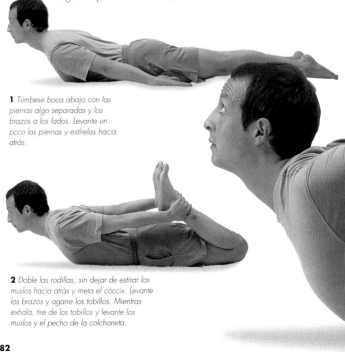

1 Túmbese boca abajo con las piernas algo separadas y los brazos a los lados. Levante un poco las piernas y estírelas hacia atrás.

2 Doble las rodillas, sin dejar de estirar los muslos hacia atrás y meta el cóccix. Levante los brazos y agarre los tobillos. Mientras exhala, tire de los tobillos y levante los muslos y el pecho de la colchoneta.

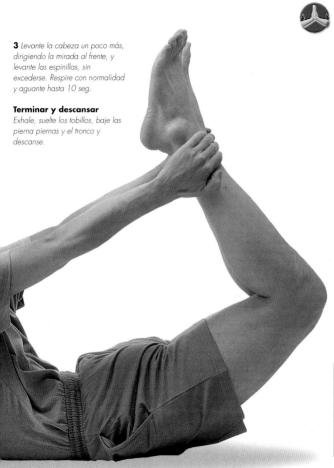

3 *Levante la cabeza un poco más, dirigiendo la mirada al frente, y levante las espinillas, sin excederse. Respire con normalidad y aguante hasta 10 seg.*

Terminar y descansar

Exhale, suelte los tobillos, baje las pierna piernas y el tronco y descanse.

Un estiramiento extremo

La postura del arco, pág. 182–183, proporciona al tronco y la columna un estiramiento extremo, extendiendo la parte delantera del cuerpo a la vez que flexionando al máximo la espalda hacia atrás. Al igual que en el camello, pág. 178–181, presione hacia dentro el cóccix y la pelvis contra el suelo para obtener el impulso que necesita para subir las piernas y estírelas hacia arriba para mantenerlas en posición. Presionar hacia abajo de esta manera también le permitirá flexionarse hacia atrás algo más y estirarse de las caderas al esternón. Tire de los tobillos para elevar más el tronco y los muslos.

Conseguir elevarse

Si al principio le resulta difícil agarrarse los tobillos, practique la postura sin levantar lso muslos de la colchoneta. Empiece estirando solamente los brazos hacia los tobillos, vaya levantando la cabeza poco a poco y luego el pecho, hasta finalmente elevar las piernas a la vez.

De esta forma irá aumentando el estiramiento del tronco y las piernas y la flexibilidad de la columna. Por último, puede trabajar en elevarse más y más.

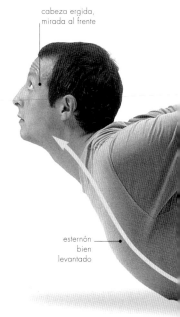

cabeza erguida, mirada al frente

esternón bien levantado

Pies algo
separados y
hacia arriba

Análisi del arco
*Los detalles siguientes son la
clave para la flexión hacia
atrás del paso 3 de la
postura del arco, pág. 183.*

Puntos a observar

- No aguante la respiración durante la postura. Exhale para doblar las rodillas y para elevarse, después respire con normalidad para mantener la postura.

- Levante los muslos y la parte superior del cuerpo sin forzar la espalda.

- Mantenga el cuello relajado y los hombros hacia atrás.

brazos rectos
y irando hacia
atrás

rodillas y pies
a la misma
distancia
entre sí

pelvis empujando
contra la colchoneta

muslos
levantados y
tirando hacia
atrás

Posturas clásicas Flexiones hacia atrás **Un estiramiento extremo**

LOS SECRETOS DEL YOGA

LA VELA Y EL ARADO

La postura de la vela, **salamba sarvangasana**, y la del arado, **halasana**, se pueden realizar por separado, pero aquí aparecen combinadas en una secuencia de movimientos. Antes de empezar, coloque una silla de manera que al tumbarse el asiento quede un poco más allá de un brazo estirado por detrás de la cabeza.

1 *Túmbese en supta tadasana (ver pág. 39) y presione los hombros y la parte superior de los brazos, elevando el esternón. Doble las rodillas y coloque los talones junto a las nalgas.*

2 *Inhale, empuje con los brazos hacia abajo y levante las piernas y las caderas, colocando las rodillas por encima de la cabeza. Doble los codos y coloque las manos como apoyo para la espalda.*

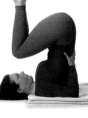

3 *Coloque los pies sobre el asiento de la silla en la postura del arado. Estire las piernas y mueva las caderas hacia delante para apoyarse sobre los hombros. Mantenga los codos metidos. Aguante unos 10 seg.*

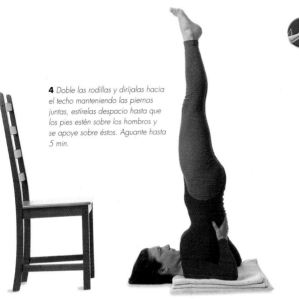

4 *Doble las rodillas y diríjalas hacia el techo manteniendo las piernas juntas, estírelas despacio hasta que los pies estén sobre los hombros y se apoye sobre éstos. Aguante hasta 5 min.*

5 *Doble las rodillas, bájelas hacia la cabeza, coloque los pies sobre la silla y estire después las piernas. Suelte las manos, entrelace los dedos y estire los brazos sobre el suelo por detrás de la espalda. Doble los codos y coloque las manos a los lados de la columna, doble las rodillas, diríjalas hacia arriba y estire las piernas hasta hacer la vela. Aguante 1 min.*

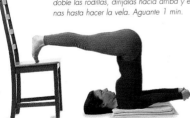

Terminar y descansar

Sin separar las piernas, exhale, doble las rodillas y bájelas hacia la cabeza, estire los brazos sobre el suelo por detrás de la espalda presionando hacia abajo para controlar el movimiento de las caderas al bajarlas. Descanse con las piernas dobladas.

Añadir posturas de inversión

L as posturas invertidas siempre han sido de importancia en el yoga por sus cualidades curativas. Éstas estimulan la circulación sanguínea y linfática, aumentando la vitalidad.

Equilibrio y control

Para estas posturas es importante una alineación correcta. La cabeza debe formar un ángulo recto con los hombros y no debe girarse a los lados. Estire los brazos hacia los pies y presione los hombros y brazos para elevar el esternón y ayudarse a mantener el equilibrio y control. Cuando esté en la postura del arado, entrelazar los dedos y estirar los brazos sobre el suelo, manteniendo cerca y en paralelo la parte superior de los mismos, le dará un mayor control.

Mantenga las piernas siempre juntas y cuando levante el cuerpo sobre los hombros, estire los muslos hacia arriba de manera que los tobillos, caderas y hombros estén en un mismo plano.

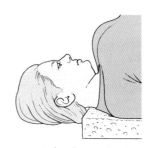

Apoyar la cabeza y el cuello
Empiece ambas posturas tumbándose boca arriba, la parte superior del cuerpo sobre varios bloques de espuma o mantas dobladas para dotar al cuello de apoyo.

Cuando baje las piernas para formar el arado, aleje las caderas de la cabeza. Una vez los pies toquen la silla, estire las rodillas y mueva las caderas hacia la cabeza para alinearlas con los hombros, estire los pies y los muslos hacia arriba un poco más.

Colocar los pies sobre una silla es una buena manera de aprender la postura del arado. Cuando gane confianza, intente llegar hasta el suelo.

Advertencia

No practique esta postura sin colocar los hombros encima de varios bloques de espuma o mantas dobladas, dejando la cabeza más baja. No realice inversiones sobre los hombros si tiene la presión alta o alguna lesión o afección en la parte alta de la espalda, el cuello o la cabeza. Las mujeres no deberían realizarlas durante la menstruación. Si tiene el pelo largo, recójaselo antes de empezar.

Puntos a observar

• En ambas posturas, debe colocar las caderas y el tronco en línea con los hombros.

• Empuje con el isquión hacia los pies, meta la rabadilla y contraiga los muslos hacia atrás.

• No gire la cabeza durante la inversión.

• Respire con normalidad en la postura y exhale para elevar y descender el cuerpo.

Análisis de la vela

Compruebe los siguientes detalle para realizar la postura de la vela, pág. 187.

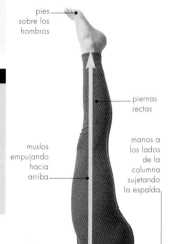

pies sobre los hombros

piernas rectas

muslos empujando hacia arriba

manos a los lados de la columna sujetando la espalda

mirada hacia arriba

hombros hacia abajo, brazos paralelos

VARIANTES DE LA VELA

Cuando haya aprendido a hacer la vela y el arado y se sienta seguro/a en estas posturas, pruebe las siguientes variantes. En estas páginas aparecen 3 posturas de una serie de más de 20 que conforma la **sarvangasana**, un ciclo de asanas basadas en la postura de la vela, pág. 186–187. Estas 3 posturas se suceden con apenas un breve descanso entre sí.

Eka pada sarvangasana

Mantenga la pierna izquierda tirando con fuerza hacia arriba mientras baja la pierna derecha estirada hasta el suelo o el asiento de una silla. Aguante unos 10–15 seg. y levante la pierna derecha hasta volver a quedar en la postura de la vela. Repita la postura bajando esta vez la pierna izquierda y dejando arriba la derecha. Al final vuelva a estirarse en la postura de la vela.

Parsvaika pada sarvangasana

Estírese en la postura de la vela y gire la pierna derecha hacia fuera desde la cadera. Sin doblarla, bájela dialgonalmente al suelo, apoyando los dedos del pie derecho en línea con el hombro derecho. Aguante 10–15 seg. y vuelva a levantar la pierna. Repita bajando la pierna izquierda y después estírese en la postura de la vela.

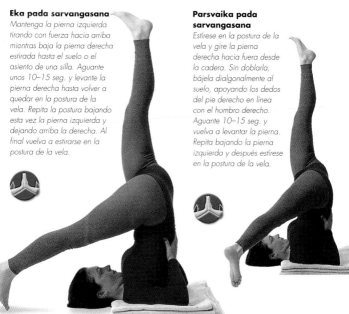

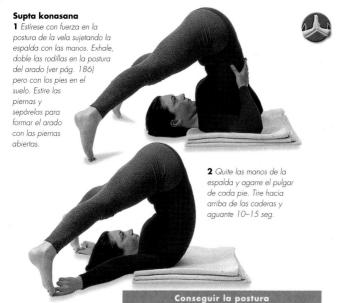

Supta konasana

1 Estírese con fuerza en la postura de la vela sujetando la espalda con las manos. Exhale, doble las rodillas en la postura del arado (ver pág. 186) pero con los pies en el suelo. Estire las piernas y sepárelas para formar el arado con las piernas abiertas.

2 Quite las manos de la espalda y agarre el pulgar de cada pie. Tire hacia arriba de las caderas y aguante 10–15 seg.

Terminar y descansar

Suelte los pulgares, sujete la espalda con las manos y junte los pies en la postura del arado. Mientras exhala, doble las rodillas y vuelva a la postura de la vela. Sin separar las piernas, doble las rodillas, estire los brazos sobre el suelo y presiónelos con él para bajar las caderas y el tronco. Descanse con las rodillas dobladas.

Conseguir la postura

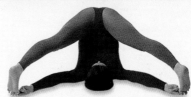

Exhale antes de separar los pies todo lo que pueda al final del paso 1. Agarre el pulgar de los pies con el índice y el pulgar de cada mano. Si no llega a los pulgares, agarre los tobillos o las pantorrillas.

Mejorar las posturas invertidas

Estas tres posturas son bastante avanzadas y sólo debe probarlas si se siente seguro/a haciendo la postura de la vela y del arado, pág. 186–187. No olvide que estas posturas son ejercicios de equilibrio y, dado que son invertidas, es importante tener práctica en bajar el cuerpo hasta el suelo. La mejor manera de aprender la eka pada sarvangasana es colocar una pierna sobre el asiento de una silla, como hizo para el arado. Cuando vaya ganando confianza, puede ir bajando la pierna algo más, p. ej., sobre 2 bloques de espuma y luego hasta el suelo. Sujete siempre la parte superior del cuerpo con las manos.

Centrarse en la alineación

En la eka pada sarvangasana, la pierna estirada hacia arriba debe mirar al frente, hacia la cabeza, pero en la parsvaika pada sarvangasana, tiene que girar hacia fuera desde la cadera la otra pierna antes de bajarla en diagonal al suelo. En ambas posturas debe mantener las piernas rectas como palos en todo momento y las caderas niveladas: cuando baje la pierna derecha, levante la cadera derecha y viceversa. Recuerde que debe bajar y subir las piernas mientras exhala.

Supta konasana, pág. 191, combina un estiramiento de piernas abiertas con el arado. Como en todas las posturas de inversión, la meta es elevar el tronco y las caderas por encima de los hombros y estirar todo el cuerpo. Supta konasana es un estiramiento extremo, pero al igual que las otras 2, con la práctica resulta una postura relajante.

manos agarrando los pulgares

Análisis de supta konasana

La imagen inferior analiza la supta konasana o el arado con las piernas abiertas, pág. 191, pero casi todos los detalles son aplicables a las 3 variaciones de la inversión pág. 190–191.

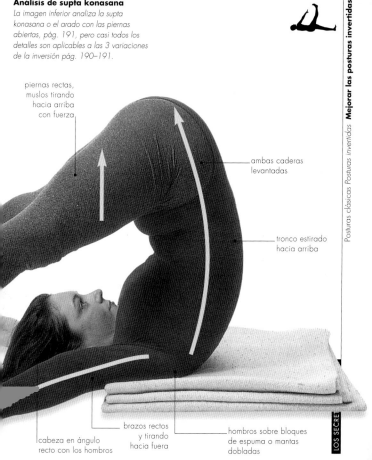

piernas rectas, muslos tirando hacia arriba con fuerza

ambas caderas levantadas

tronco estirado hacia arriba

cabeza en ángulo recto con los hombros

brazos rectos y tirando hacia fuera

hombros sobre bloques de espuma o mantas dobladas

EJERCICIOS DE HOMBROS

Aunque algunas personas ejercitan los hombros regularmente porque su trabajo lo exige, otras muchas viven una vida muy sedentaria y tienden a tener los hombros caídos. Veamos 2 ejercicios para estirar los hombros, brazos y manos y ensanchar el pecho: agarre de manos de la **gomukhasana** y entrelazar los brazos de la **garudasana**.

Agarre de manos

1 Inhale, doble el brazo izquierdo por detrás de la espalda, acercando el antebrazo a la columna todo lo que pueda y el reverso de los dedos tocando la columna todo lo arriba que pueda.

2 Sin mover la mano izquierda, levante el brazo derecho por encima de la cabeza, gírelo por el hombro hasta que la palma mire hacia atrás y dóblelo hasta tocar los dedos de la otra mano.

3 Tire del codo izquierdo hacia abajo para subir más la mano y tire del codo derecho hacia arriba para bajar más la mano correspondiente, después, únalas. Aguante 20 seg.

Repetir y terminar

Suelte las manos, levante el brazo derecho por encima de la cabeza y coloque los brazos a los lados, luego repita los pasos 2 y 3 doblando el brazo derecho por detrás de la espalda y levantando el brazo izquierdo.

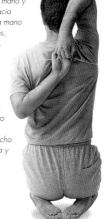

Entrelazar las manos

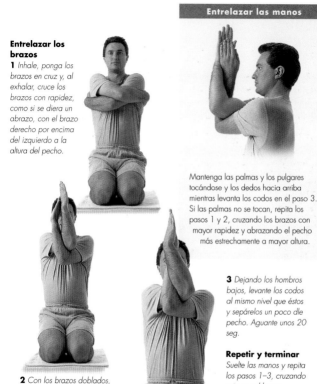

Entrelazar los brazos

1 *Inhale, ponga los brazos en cruz y, al exhalar, cruce los brazos con rapidez, como si se diera un abrazo, con el brazo derecho por encima del izquierdo a la altura del pecho.*

Mantenga las palmas y los pulgares tocándose y los dedos hacia arriba mientras levanta los codos en el paso 3. Si las palmas no se tocan, repita los pasos 1 y 2, cruzando los brazos con mayor rapidez y abrazando el pecho más estrechamente a mayor altura.

3 *Dejando los hombros bajos, levante los codos al mismo nivel que éstos y sepárelos un poco dle pecho. Aguante unos 20 seg.*

Repetir y terminar
Suelte las manos y repita los pasos 1–3, cruzando esta vez el brazo izquierdo por encima del derecho a la altura del pecho.

2 *Con los brazos doblados, una el dorso de las manos con los dedos hacia arriba, después, lleve la mano izquierda hacia aí y la derecha un poco hacia atrás y de manera que las palmas de las manos se toquen.*

Movilizar los hombros

L a mayoría de las personas pasamos horas sentados frente a una mesa, leyendo en el tren o tumbados viendo la televisión y a menudo no nos damos cuenta de lo encorvados que estamos. En cualquier momento que se le ocurra, pruebe estos ejercicios para los hombros, brazos y manos. Al igual que namaste, pág. 94, es parte del estiramiento lateral, parsvottanasana, los ejercicios de hombros de las páginas 194–195, pueden ser parte de una postura o ser practicados por separado. Empiece poniéndose de pie en tadasana (ver pág. 42–43), sentándose con las piernas cruzadas en sukhasana (ver pág. 38) o de rodillas en la postura del héroe o virasana (ver pág. 107). Concéntrese unos instantes en elevar la columna y estirar la parte superior del torso, ensanchando los hombros y llevando los omóplatos contra las costillas.

Agarre de manos

El agarre de manos de la gomukhasana, tira firmemente de los hombros hacia atrás y estira la parte superior

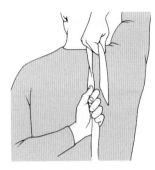

Juntar las manos
Si los hombros están rígidos, puede que no llegue los suficientemente lejos con las manos como para unirlas y sólo se toquen los dedos. La solución es sujetar una cinta e ir avanzando con las manos por ella, acercándolas.

de los brazos. La clave para esta postura es llevar la mano y el brazo lo más hacia el centro de la espalda que se pueda. La meta es llegar a juntar las manos y, para ello, la mano que sube hacia arriba tiene que quedar entre los omóplatos. El brazo que va hacia abajo debe estar bien alienado. Cuando lo estire hacia arriba en el paso 2, manténgalo bien atrás, tocando el lado de la cabeza; y, tras haberlo girado hasta que la palma mire hacia atrás, no mueva la parte superior del brazo al doblar el antebrazo hacia atrás. Si deja que el codo se aleje de la cabeza, como si el brazo fuera un ala, no conseguirá llegar suficientemente lejos.

Entrelazar los brazos

En algunos cursos de yoga se recomienda empezar el entrelazado de brazos de la garudasana simplemente cruzando la parte superior de los brazos, pero esta grácil postura le resultará más fácil si echa los brazos alrededor del pecho como si se abrazara a sí mismo/a. Esto facilita el cruzar los brazos bien arriba.

Cuando junte las palmas tras haber cruzado los brazos en el paso 2, podrá ver los pulgares delante de la nariz y los dedos detrás de ellos. Mantenga la altura, pero aléjelos un poco del cuerpo, sin levantar los hombros, para aumentar el estiramiento de la parte superior de los brazos.

EJERCICIOS DE MANOS

Casi todo lo que hacemos con las manos implica moverlas y cerrarlas. Este ejercicio las estira, ejercita las articulaciones y las hace más flexibles. Sirve para aumentar la circulación en los dedos en los días de frío y se dice que es un buen preventivo y antídoto contra lesiones por esfuerzo repetitivo y artritis leve.

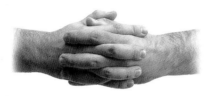

Entrelazar los dedos

1 *Una las manos frente al pecho entrelazando los dedos de manera que el pulgar derecho quede encima de todos.*

2 *Gire las manos de forma que las palmas miren hacia fuera y estire los brazos al frente.*

3 *Dejando los dedos entrelazados, estire los brazos por encima de la cabeza y después hacia atrás, de manera que queden a los lados de la cabeza, rozando las orejas.*

Repetir y descansar

Repita los pasos 1 y 2 entrelazando esta vez los dedos de forma que el pulgar izquierdo quede encima.

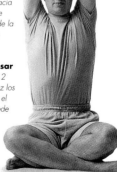

Estirar los dedos

1 Coloque las manos paralelas al pecho con las palmas hacia abajo, la punta de los dedos corazón tocando y, después, gire la mano izquierda hacia arriba. Estire el dedo índice y el meñique de cada mano hacia los lados, doble los 2 dedos del medio de la mano izquierda hacia arriba y los de la mano derecha hacia abajo. Ahora acerque las manos, deslizando el meñique de la mano derecha por encima del índice de la mano izquierda mano y el índice de la mano derecha sobre el meñique de la izquierda.

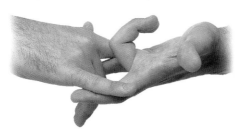

2 Gire la mano izquierda hacia sí y estire los dedos de enmedio de la mano izquierda de manera que queden sobre el nudillo del dedo índice de la mano derecha. Levante el pulgar derecho y presione con él la punta de los dedos de enmedio. Pare para abrir las palmas.

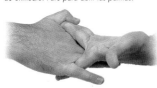

3 Estire ahora los dedos de enmedio de la mano derecha y alejándolos de sí, meta el pulgar izquierdo debajo de la punta de los 2 dedos. Es posible que para hacerlo tenga que separar un poco las manos, aumentando el espacio entre ellas. Mantenga las manos arriba. Si ha seguido bien los pasos debería poder ver a través del espacio entre los dedos índice y corazón.

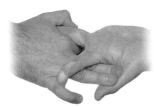

Flexionar las manos

Hacemos uso de las manos constantemente, pero rarmente las ejercitamos. Contraemos y relajamos grupos de músculos para coger y dejar cosas, pero muy pocos de los movimientos diarios implican estirar los dedos, flexionar hacia fuera los dedos y la muñeca o estirar las palmas. Como cualquier parte del esqueleto, las manos tienen articulaciones y músculos que necesitan ejercicio para mantenerse ágiles. Si se lesiona la mano, necesitará restablecer la flexibilidad de los músculos y el ejercicio también puede prevenir y reducir los efectos de algunas dolencias de las manos y muñecas, como la artritis.

Flexores de la mano

Muchas posturas de yoga incluyen ejercicios de manos. Por ejemplo, en el estiramiento lateral (parsvottanasana, pág. 94–97), las manos forman la postura del orador o namaste detrás de la espalda. Este movimiento estira las palmas y los dedos lateral y

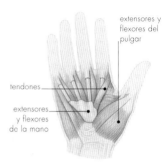

extensores y flexores del pulgar

tendones

extensores y flexores de la mano

Músculos de la mano
Más de 40 músculos, algunos de ellos diminutos, se encargan de mover los dedos y la muñeca para convertir la mano en un instrumento extraordinariamente flexible.

longitudinalmente y flexiona las muñecas al girar las manos hacia dentro. Los ejercicios de hombros, pág. 194–197, también estiran las manos. Practíquelos en cualquier momento.

Estirar los dedos

Si le resulta fácil hacerlo, junte más los dedos al principio para dejarles menos espacio para maniobrar. Es un ejercicio excelente cuando hace frío, ya que activa la circulación en los dedos.

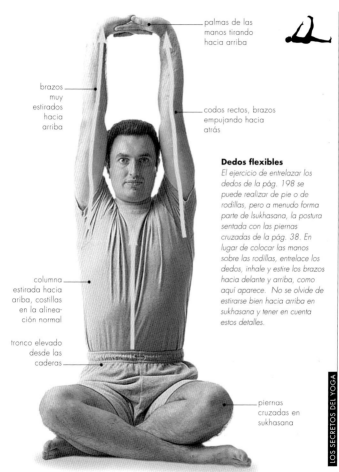

palmas de las
manos tirando
hacia arriba

brazos
muy
estirados
hacia
arriba

codos rectos, brazos
empujando hacia
atrás

Dedos flexibles

*El ejercicio de entrelazar los
dedos de la pág. 198 se
puede realizar de pie o de
rodillas, pero a menudo forma
parte de Isukhasana, la postura
sentada con las piernas
cruzadas de la pág. 38. En
lugar de colocar las manos
sobre las rodillas, entrelace los
dedos, inhale y estire los brazos
hacia delante y arriba, como
aquí aparece. No se olvide de
estirarse bien hacia arriba en
sukhasana y tener en cuenta
estos detalles.*

columna
estirada hacia
ariba, costillas
en la alinea-
ción normal

tronco elevado
desde las
caderas

piernas
cruzadas en
sukhasana

PLANIFICAR UNA SESIÓN

Este capítulo final le ayuda a planificar sus sesiones de yoga para el futuro en base a las 50 posturas clásicas ilustradas y descritas paso a paso en este libro. Las 2 páginas siguientes le ofrecen directrices para diseñar un programa adecuado a sus necesidades. Las páginas subsiguientes muestran 3 ejemplos de programas breves. Pruebe el primer programa cuando esté preparado/a para pasar de los ejercicios para principiantes a aquellos un poco más difíciles (ver pág. 206 para los iconos); y el segundo cuando ya se crea preparado/a para las posturas más avanzadas. El capítulo termina con una sesión breve para cuando sienta estrés o cansancio.

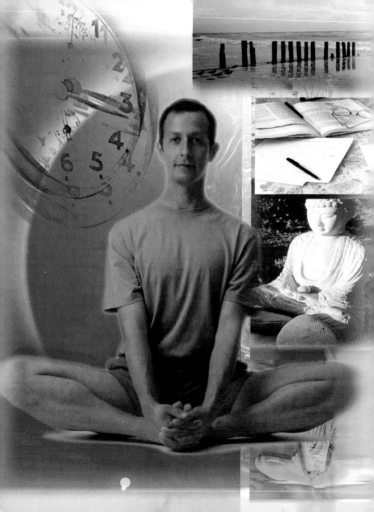

Diseñar su propio curso de yoga

Un importante principio del yoga es progresar siempre al propio ritmo. Empiece con las posturas para principiantes del capítulo 3 y practique con regularidad concéntrese en los detalles de cada ejercicio, no se preocupe si prefiere seguir con las 9 primeras posturas durante semanas, hasta que las sepa hacer bien.

Ampliar el repertorio

No tardará en querer introducir posturas nuevas y este libro está concebido para permitirle avanzar según le parezca. Las posturas del capítulo 4 están agrupadas en distintos tipos de ejercicios: posturas de pie, sentadas, tumbadas, etc. y clasificadas según el nivel de dificultad. Los principiantes suelen empezar con las posturas de pie, pero también puede intentar una postura sentada o de suelo, como la postura del perro, pág. 130–131, o incluso una torsión sentándose con las piernas cruzadas, pág. 158–159.

Posturas de pie	
Estas son 5 posturas básicas de pie en el orden en que deberían ser practicadas: aguante en la postura 10–15 seg. por cada lado, al principio, y repítalas las veces que quiera. Respire con normalidad por la nariz.	
1 Triángulo	pág. 46–47
2 Ángulo lateral extendido	pág. 50–51
3 Guerrero II	pág. 78–79
4 Guerrero I	pág. 82–83
5 Estiramiento lateral	pág. 94–95

En el yoga existen muy pocas reglas sencillamente porque cada cual es diferente, por ello, si tiene un cuerpo bastante flexible puede intentar posturas más avanzadas desde el principio. No obstante, es siempre una buena idea empezar con las posturas más sencillas.

Tiempo de descanso

Los músculos y las articulaciones necesitan recuperarse de los estiramientos entre las posturas, debe permitir que la respiración vuelva a la normalidad y recentrar la mente. Por ejemplo, después

de una postura de pie, vuelva a
tadasana (pág. 42–43) y a dandasana
(pág. 106) tras una postura sentada.
Descanse boca arriba tras una postura
de suelo con las rodillas sobre el pecho
y los brazos rodeándolas. Siéntese sobre
los talones tras una flexión hacia atrás y
relájese con las piernas dobladas tras
una inversión.

Incluya sus posturas favoritas en el
programa pero asegurándose de que
haya una buena variedad de posturas.
Empiece con posturas de pie, pues
tonifican los músculos y activan la
circulación, continúe con posturas
sentadas o tumbadas relajantes para
estirar bien los músculos y las
articulaciones. Después ejercite la
columna con una torsión y una flexión
hacia atrás. Deje las posturas que
menos conozca para el final y termine,
por ejemplo, con la vela o el arado
(pág. 186–187). Al final, relaje el
cuerpo y la mente en la postura del
cadáver o savasana (pág. 64–65).

PROGRAMA DEL NIVEL 2

Estas 4 páginas presentan un programa de posturas del 2º nivel. Puede intentarlas en cualquier momento pero para dominarlas necesitará un cierto grado de flexibilidad, especialmente en las caderas, dado que casi todas son sentadas. Si lleva 3 ó 4 meses practicando debería tener la flexibilidad suficiente; si no es así, ayúdese con bloques de espuma o mantas dobladas. Este programa viene a durar 1 hora, pero trabaje a su propio ritmo. Intente practicarlo al menos 1 vez a la semana.

1 Postura fácil
sukhasana con parvatasana,
pág. 38 y 201

2 Estiramiento con las piernas extendidas I
utthita hasta padangusthasana,
pág. 70

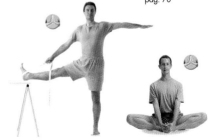

3 Estiramiento con las piernas extendidas II
utthita hasta padangusthasana II, pág. 71

4 El zapatero
baddha konasana,
pág. 110

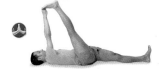

5 Estiramiento de pierna I
supta padangusthasana I,
pág. 147

6 Estiramiento de pierna II
supta padangusthasana II,
pág. 147

7 Ángulo sentado
upavistha konasana,
pág. 111

8 Cabeza contra rodilla
janu sirsasana,
pág. 115

9 Plegarse sobre la pierna
triang mukhaikapada
paschimottanasana,
pág. 119

10 La pinza
paschimottanasana,
pág. 123

11 la sirena I
Bharadvajasana I,
pág. 163

12 El sabio
Marichyasana I,
pág. 166

13 La vela y el arado
salamba sarvangasana y halasana,
pág. 187

14 Torsión boca arriba
jathara parivartanasana,
pág. 139

15 El cadáver
savasana I,
pág. 64–65

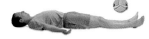

Concentrarse
en las posturas sentadas

Cada sesión debe empezar con una postura pasiva para calmarse y concentrar la mente. Este programa comienza con la postura fácil, una postura tranquila en la que debe concentrarse en estirar los brazos en parvatasana. Le sigue una postura de pie vigorizante para estirar y tonificar las piernas. A medida que avance con el programa, puede que necesite descansar brevemente tumbándose unos segundos entre los estiramientos con las rodillas sobre el pecho. Entre los estiramientos de piernas debe concentrarse en abrir las caderas. La segunda parte del programa ejercita la espalda con flexiones hacia delante y torsiones.

Llegue hasta donde pueda en cada postura, apóyese cuando lo necesite en una silla, bloques de espuma o libros. Proteja siempre el cuello en la vela (pos. 13) colocando la parte superior del dorso sobre bloques de espuma o mantas y dejando fuera la cabeza.

1 Postura fácil
Empiece el programa del segundo nivel tranquilamente en sukhasana (pág. 38) con los brazos estirados por encima de la cabeza en parvatasana (pág. 201). Aguante 20 seg. estirándose hacia arriba.

2 & 3 Estiramientos con las piernas extendidas
Estire las caderas y despierte los músculos de las caderas y piernas con utthita hasta padangusthasana I y II (pág. 70–71). Intente aguantar en las posturas 1 min.

4 El zapatero
Siéntese ahora con la espalda contra una pared y relájese en baddha konasana (pág. 110), agarrando los pies con las manos. Si lo desea, puede permanecer en esta postura durante más de 1 min.

5 & 6 Estiramiento de piernas en el suelo
Vuelva a los estiramientos de piernas con supta padangusthasana I y II (pág.s 146–147), que se realizan tumbándose en la colchoneta. Aguante 1 min. con cada pierna. Termine estando unos segundos en una posición relajante.

7 Ángulo sentado
El ángulo sentado, o upavistha konasana (pág. 111), estira ambas piernas hacia los lados. Acuérdese de exhalar al echarse hacia delante. Aguante 20 seg. y termine con una postura relajante.

8 Cabeza contra rodilla
Janu sirsasana (pág.s 114–115) supone un cambio tras los estiramientos de piernas. Flexiónese primero a la derecha y luego a la izquierda. Aguante unos 30 seg. a cada lado intentando relajarse, es una postura para descansar.

9 Plegarse sobre la pierna
Mantenga las caderas niveladas cuando extienda el tronco hacia delante en triang mukhaikapada paschimottanasana (pág. 118–119). Esta variante de la pinza es una postura relajante, así que aguante 30 seg. en cada lado.

10 La pinza
Termine esta secuencia de 3 flexiones con paschimottanasana (pág.s 122–123), es decir, estirando el tronco hacia delante con las piernas extendidas. También es relajante. Aguante hasta 1 min., si puede.

11 Sirena I
Tras la serie de flexiones es bueno seguir con Bharadvajasana I (pág.s 162–163), girando la columna, primero, hacia la derecha y, luego, la izquierda. Aguante hasta 30 seg.

12 El sabio
Marichyasana (pág. 166) proporciona un edificante estiramiento. Aguante al menos 20 seg. por lado. Descanse unos seg. en una postura de rodillas.

13 La vela y el arado
Son dos posturas invertidas vigorizantes, salamba sarvangasana y halasana (pág. 186–187), llevadas a cabo en combinación durante unos 3 min.

14 Torsión boca arriba
En esta última postura activa, jathara parivartanasana (pág.s 138–139), las piernas se desplazan de un lado a otro, ejercitando la columna. Practique hasta 20 seg. por lado.

15 El cadáver
Descanse 10 min. en la postura del cadáver (savasana I, pág. 64–65).

PROGRAMA DEL NIVEL 3 Este

programa incluye algunas posturas básicas del capítulo 3, como el triángulo
y la flexión hacia delante de rodillas. El motivo es que el cuerpo,
especialmente las piernas, necesita estar fuerte para realizar posturas más
complejas y las posturas de pie al principio del programa sirven de
estiramientos preparatorios. El programa tiene un efecto energizante: las
posturas de pie iniciales sirven para despertar el cuerpo, y las flexiones
hacia atrás estimulan la mente y el cuerpo. Éstas últimas son la parte central
del programa y movilizan la columna, estirándola de forma extrema.
Debería tardar unos 75 min. en completar la secuencia, pero es importante
que no corra. Repita el programa al menos 1 vez por semana.

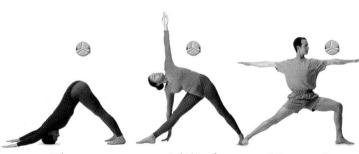

1 El perro
adho mukha svanasana,
pág. 130–131

2 El triángulo
utthita trikonasana,
pág. 46–47

3 El guerrero II
virabhadrasana II,
pág. 78–79

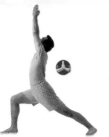

4 El guerrero I
virabhadrasana I,
pág. 82–83

**5 Flexión hacia delante
de pie**
uttanasana I, pág. 75

6 Lateral
parighasana,
pág. 134–135

7 El héroe
virasana,
pág. 107

8 El camello
ustrasana,
pág. 178–179

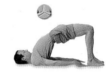

9 El puente
sarvangasana setu bandha,
pág. 170–171

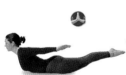

10 La langosta
salabhasana,
pág. 174–174

11 El arco
dhanurasana,
pág. 182–183

**12 Torsión con piernas
cruzadas**
sukhasana twist, pág. 158–159

**13 Flexión hacia
delante de rodillas**
pág. 54

14 El cadáver
savasana I,
pág. 64–65

Concentrarse en las flexiones hacia atrás

A pesar de que es un programa estimulante, es una buena idea empezar sentándose unos minutos con las piernas cruzadas o en la postura del héroe para calmar la mente. Este programa incorpora algunas posturas bastante exigentes, pero contrarrestadas con otras relajantes, como las flexiones hacia delante.

En la segunda parte del programa, se ejercita la columna con una serie de flexiones hacia atrás que estiran todo el tronco, de las ingles al cuello, y alargan la columna. Este estiramiento ensancha el pecho y la parte delantera del cuerpo. Las flexiones hacia atrás y la rotación proporcionan un estiramiento extremo, por lo que deberá descansar tras cada esfuerzo intenso sentándose sobre los talones o bien tumbándose boca arriba con las rodillas sobre el pecho y las manos agarrando las espinillas. Finalice con 5–10 min. en la postura del cadáver. Disfrute de la sensación vigorizante.

1 El perro
Empiece con adho mukha svanasana (pág. 130–131) que tonifica los músculos, estira el cuerpo y relaja el corazón. Aguante hasta 1 min.

2 El triángulo
Utthita trikonasana (pág. 46–47) sirve para estirar las piernas. Aguante hasta 20 seg. a la derecha y a la izquierda.

3 El guerrero II
La secuencias de posturas de pie para despertar el cuerpo continúa con virabhadrasana II (pág. 78–79). Aguante hasta 20 seg. a cada lado.

4 El guerrero I
Concéntrese en estirarse hacia arriba en virabhadrasana I (pág. 82–83). Aguante un máximo de 15 seg. a cada lado.

5 Flexión hacia delante de pie
La serie de pie termina con uttanasana I (ver pág. 75), que reduce el ritmo cardíaco y calma los nervios. Flexiónese desde las caderas, manteniendo las piernas rectas. Aguante 1 min. o más respirando con normalidad por la nariz.

6 Lateral

Parighasana (pág. 134-135) introduce una secuencia breve de posturas de rodillas y sentadas. Esta postura estira los costados. Aguante hasta 10 seg. hacia cada lado sintiendo el estiramiento.

7 El héroe

Si se realiza correctamente, de manera que el isquión toque el suelo entre los pies, virasana (pág. 107) estira los pies, los tobillos y las rodillas. Es una postura relajante, así que aguante más de 1 mín.

8 El camello

La primera de las flexiones hacia atrás, ustrasana (pág. 178-179) estira toda la columna tanto hacia arriba como hacia atrás. Aguante hasta 10 seg., después, descanse sentándose sobre los talones.

9 El puente

En esta segunda flexión tiene que arquear la espalda en sarvangasana setu bandha (pág. 170-171). Aguante en la postura hasta 10 seg., después, descanse con las piernas dobladas y los pies sobre la colchoneta.

10 La langosta

En salabhasana (pág. 174-175) se levantan las piernas y la parte superior del cuerpo, estirando la columna de forma extrema. Aguante hasta 10 seg.

11 El arco

Dhanurasana (pág. 182-183), la última de las flexiones, ejercita las articulaciones de la columna. Aguante hasta 10 seg.

12 Torsión con piernas cruzadas

La torsión sukhasana (pág. 158-159) hace rotar la columna hacia ambos lados. Aguante hasta 15 seg.

13 Flexión hacia delante de rodillas

Esta simple flexión hacia delante (pág. 54) relaja la espalda tras la torsión. Aguante 2 mín. o más.

14 El cadáver

Es esencial que descanse de 5 a 10 min. en savasana I (pág. 64-65) tras el esfuerzo de practicar el programa.

ALIVIAR ESTRÉS Y FATIGA

Esta corta tabla es ideal para reponerse tras un duro día de trabajo, cuando se sienta cansado, estresado o con ansiedad o bien cuando sencillamente quiera tratarse bien. Es un programa sencillo de 4 posturas relajantes concebidas como remedio contra la fatiga de cualquier tipo, ya que le permitirán refrescar su mente y su cuerpo con un esfuerzo mínimo. Este programa funciona porque las posturas son pasivas, es decir, aunque tenga que realizar un esfuerzo para estirarse en una postura, elevarse en otra o simplemente concentrar la mente en una tercera, no necesita moverse activamente ni estirarse con intensidad. La duración estimada de la serie es de 20–25 min., pero tómese el tiempo que necesite.

1 Postura fácil

Calme la mente sentándose con las piernas cruzadas en sukhasana (pág. 38) durante 1 ó 2 min., con los ojos cerrados. Siéntese sobre un bloque de espuma apoyando la espalda contra una pared. Respire con normalidad por la nariz y escuche su respiración.

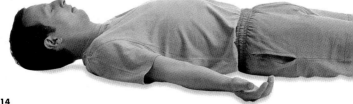

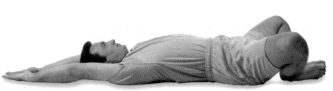

2 Postura del zapatero en el suelo

Relaje la espalda en supta baddha konasana (pág.s 126–127). La mente debería estar ya en calma y el cuerpo relajado. Esta postura es especialmente beneficiosa para las mujeres con la menstruación.

3 Ángulo recto

Alivie el dolor de piernas tumbándose boca arriba y extendiéndolas en urdhva prasarita padasana (pág. 62–63) mientras las apoya contra la pared. Esta postura puede aliviar también el dolor de espalda.

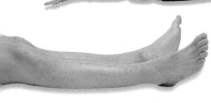

4 El cadáver

Todos los programas terminan con la postura del cadáver (pág. 64–65). Debería estar completamente relajado/a y concentrarse en respirar con normalidad, pero exhalando lentamente.

GLOSARIO

Asana Postura o ejercicio de yoga.

Extender Extender una parte del cuerpo es estirarla o ponerla recta.

Flexionar Flexionar una parte del cuerpo es contraer los músculos para doblarla.

Ingle El hueco entre el final del abdomen y el principio del muslo. Las ingles parten del centro del área púbica y suben en diagonal.

Hatha yoga Vía para alcanzar la unidad universal, o samadhi, mediante las asanas, la respiración y la purificación; escuela clásica de yoga que surgió hace unos 1.000 años.

Iyengar yoga Escuela de yoga fundada por el maestro indio B.K.S. Iyengar.

Mantra Palabras sagradas o sonidos, como "om", usados para concentrar la mente.

Postura pasiva Postura de yoga en la que no se cambia de posición.

Pranayamas Técnicas, p. ej. de respiración, para expandir la energía.

Pratyahara Control de los sentidos.

Tronco Parte central del cuerpo, sin la cabeza, los brazos y las piernas, llamada también torso.

Yoga Unidad o unión.

Las asanas

NOMBRE SÁNSCRITO	NOMBRE ESPAÑOL	NOMBRE SÁNSCRITO	NOMBRE ESPAÑOL
adho mukha svanasana	Perro boca abajo	salamba sarvangasana	Variante de la vela
anantasana	Postura eterna	sarvangasana	La vela
ardha chandrasana	Media luna	sarvangasana setu bandha	El puente
ardha navasana	Media nave		
baddha konasana	El zapatero	savasana	El cadáver
Bharadvajasana	La sirena	sukhasana	Postura fácil; torsión de piernas cruzadas
chaturanga dandasana	El bastón con apoyo en 4 extremidades	supta baddha konasana	El zapatero en el suelo
dandasana	El bastón	supta konasana	El arado con piernas abiertas
dhanurasana	El arco		
eka pada sarvangasana	La vela con una pierna	supta padangusthasana	Estiramiento de piernas en suelo
garudasana	Entrelazar los brazos	supta tadasana	La montaña tumbada
gomukhasana	Agarre de manos	supta virasana	El héroe en el suelo
halasana	El arado	tadasana	La montaña de pie
janu sirsasana	Cabeza contra rodilla	triang mukhaikapada paschimottanasana	Plegarse sobre la pierna
jathara parivartanasana	Torsión boca arriba	upavistha konasana	Ángulo sentado
Marichyasana	El sabio	urdhva prasarita padasana	Ángulo recto
parighasana	Postura lateral		
paripurna navasana	Nave con remos	ustrasana	El camello
parivrtta trikonasana	Triángulo invertido	utkatasana	La silla
parsvaika pada sarvangasana	La vela con piernas en diagonal	uttanasana	Flexión hacia delante sentada
parsvottanasana	Estiramiento lateral	utthita hasta padangusthasana	Estiramientos de piernas
parvatasana	Entrelazar los dedos	utthita parsvakonasana	Ángulo lateral extendido
paschimottanasana	La pinza		
prasarita padottanasana	El gran ángulo	utthita trikonasana	El triángulo
		virabhadrasana	El guerrero
salabhasana	La langosta	virasana	El héroe
		vrksasana	El árbol

DIRECCIONES ÚTILES

FEDERACIÓN INTERNACIONAL
DE YOGA (IYF)
fiy@yoganet.org

ASOCIACIÓN INTERNACIONAL
DE YOGATERAPIA (ASANGA)
Tel./fax 91 431 71 32
www.yogaterapiaasanga.com

UNIÓN EUROPEA DE YOGA
Roland fauconnier,
Casselrijlaan 21
B-9800 DEINZE, BELGIE.
Tel. 00 32 09 281 04 01
E-MAIL : europ.yoga@ping.be

ASOCIACIÓN ESPAÑOLA DE
PRACTICANTES DE YOGA (AEPY)
Plaza D'Osca, 4 Bajos
08014 - Barcelona
Tel./fax 93 431 94 57
aepy@arrakis.es

ASOCIACIÓN DE YOGA
CLÁSICO
Ruiz Tagle, 2
39300 Torrelavega
CANTABRIA
Tel. 942 894 353

ASOCIACIÓN DE YOGA Y
CULTURA INTEGRAL SAT-CHIT-
ANANDA
Pg. Fabra i Puig, 67
escalera A 1º1º 08030 -
BARCELONA
Tel. 93 312 0537

YOGA VASUDEVA
C/ HONTANILLAS, 8, 1, 1ºA
SAN SEBASTIÁN DE LOS REYES
(MADRID)
Tel. 609 07 13 80
DIRECCION@YOGA-VASUDEVA.COM

ASOCIACIÓN NACIONAL
SAKURA TAKE KAN
C/ GÓMEZ ARIAS, 7 BAJO
37005 SALAMANCA
ESPAÑA
Tel./fax 923 25 09 74
E-MAIL: STK@SAKURATAKEKAN.ORG

CENTRO DE YOGATERAPIA
CALLE ALCALÁ, Nº 155.
28009-MADRID
Tel. 91 431 71 32
ASANGA@CTV.ES

CENTRO DE YOGA AHIMSA
C/ PADILLA, 2 1º D
33205 GIJÓN
(PRINCIPADO DE ASTURIAS)
TEL. 985 35 22 45

CENTRO DE YOGA NARAYAN,
SDAD. COOP.
GENERAL ZABALA, 6
28002 MADRID
Tel.: 91 564 94 72

ASOCIACIÓN ESPAÑOLA DE
YOGA IYENGAR
OFRECE LISTA DE PROFESORES
TITULADOS
Tel. 91 531 90 95
CORREO@AEYI.ORG
HTTP://WWW.AEYI.ORG

COMUNIDAD BUDISTA SOTO
ZEN
Templo Zen LUZ SERENA.
46356 Casas del Río.
Valencia.

OTROS TÍTULOS DE ESTA SERIE:
SOLO € 4.99

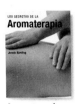

Aromaterapia
Jennie Harding
ISBN 3-8228-2485-2

Quiromancia
Peter West
ISBN 3-8228-2525-5

Shiatsu
Cathy Meeus
ISBN 3-8228-2494-1

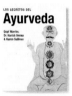

Ayurveda
Gopi Warrier, Dr. Harish
Verma & Karen Sullivan
ISBN 3-8228-2491-7

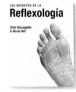

Reflexología
Chris McLaughlin &
Nicola Hall
ISBN 3-8228-2488-7

Sueños
Caro Ness
ISBN 3-8228-2479-8

Qi Gong
Angus Clark
ISBN 3-8228-2497-6

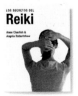

Reiki
Anne Charlish &
Angela Robertshaw
ISBN 3-8228-2500-X

Tarot
Annie Lionnet
ISBN 3-8228-2482-8

ÍNDICE

220

AGRADECIMIENTOS

El editor desea dar las gracias a Deborah Fielding
por la lectura y comentario de este texto.

Un agradecimiento especial a Louise Beglin, Carla Carrington, Linda de Comarmond,
Fiona Grantham, Kay Macmullan, Ben Morgan, Maria Rivans, David Ronchetti,
y Arup Sen por ayudar con la fotografía.
Gracias a Dancia International, Londres, por prestar los accesorios.

AGRADECIMIENTOS POR LAS FOTOGRAFÍAS

Hemos hecho lo posible por localizar a los autores y obtener permiso.
Los autores se disculpan por cualquier omisión y estarán encantados
de realizar cualquier cambio necesario en sucesivas ediciones

The Bridgeman Art Library/ British Library, London, UK 16t/
British Museum, London, UK 14b; **Corbis**/ Morton Beebe 18t/ Alison Wright
15t; **The Image Bank** 20; **Rex Features**/ The Times 8, 18b, 19t;
Tony Stone Images/ Laurie Campbell 30b/ Davies y Starr 14t/
Darrell Gulin 58t/ Donald Johnston 42t.

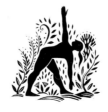